# 這樣吃可以對抗癌症

于康、石漢平◎主編

## 癌症患者必備營養指南

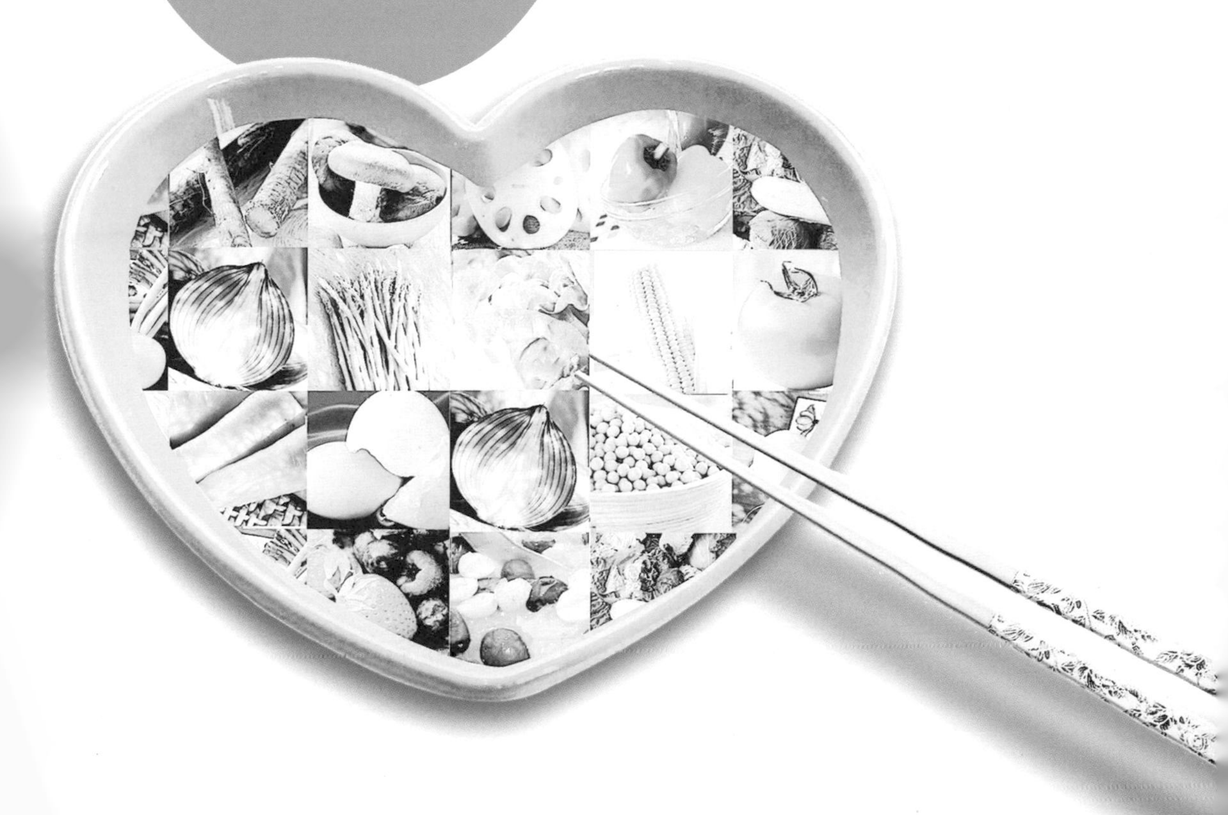

惡性腫瘤是當前人類的頭號健康威脅。儘管其發病原因至今仍然不明，但研究發現，90%~95%的惡性腫瘤與外在因素有關，其中飲食占30%~35%、煙草占25%~30%、肥胖占10%~20%、酒精占4%~6%，由此可見，惡性腫瘤是一種營養、飲食及生活方式相關性疾病。營養問題不僅是腫瘤的發病原因，也是腫瘤的臨床結果。

腫瘤一旦發生，營養不良便伴隨而至。導致腫瘤患者營養不良的原因分為腫瘤本身原因及治療干擾兩個方面。腫瘤早期即可能出現營養不良，進展期、尤其是終末期腫瘤患者營養不良的發生率可以高達100%。腫瘤患者營養不良不僅發生率高，而且後果嚴重，20%的腫瘤患者直接死於營養不良。營養不良嚴重削弱患者的治療反應、降低患者的生活品質、縮短患者的生存時間。營養不良不僅給患者本人帶來不良臨床結局，而且給家庭、社會造成巨大的社會經濟負擔。

營養是腫瘤患者最為關心的重要問題之一，然而，在日常生活中，腫瘤患者對營養的認識存在許多誤區，最常見的問題有二：

第一，擔心營養支持促進腫瘤生長，希望餓死腫瘤。然而國際權威指南指出：無證據表明營養支持促進腫瘤生長，在臨床實際工作中不必考慮這個理論問題。即使不給營養，腫瘤細胞也會掠奪正常細胞的營養，餓死的只能是患者本人，而不是腫瘤細胞。營養支持應該成為腫瘤患者的基本治療措施。

第二，相信「補品」，輕視營養素。由於營養知識不足，加上商業操作，腫瘤患者往往相信貴重補品，而忽視腸內營養劑。實際上，幾萬塊錢貴重補品的營養價值不會好於幾百塊錢的腸內營養劑。所以，日常飲食不足的腫瘤患者，應該首先選擇腸內營養劑進行口服補充。

美國最新統計資料表明，2003~2009年美國腫瘤患者的5年生存率達到65.8%，而中華醫學會報告的中國腫瘤患者的整體5年生存率僅為22%。差異如此巨大的原因非常多，早期發現是最為重要的因素，營養與飲食是另外一個重要原因。其中既有醫務人員的責任：重手術、重化療、重放療，輕指導、輕飲食、輕營養；重治療，輕康復；重院內，輕家庭；也有腫瘤患者本人的因素：我國國民包括腫瘤患者整體科學知識，尤其是營養學知識水準不高，致使我國每年獲得積極營養治療的惡性腫瘤患者不足10%。

于康教授等專家急腫瘤患者所急，想腫瘤患者所想，不辭勞苦編寫了這本書。這本書借鑒了國際先進的營養理念，融入了腫瘤營養專家的臨床經驗，結合了中國特色飲食文化，為廣大腫瘤患者提供了一個瞭解腫瘤營養不良、發現腫瘤營養不良、應對腫瘤營養不良的有效工具，更好地發揮營養的腫瘤預防作用及腫瘤治療作用。相信本書將進一步提高腫瘤患者的生活品質，相信本書將進一步延長腫瘤患者的生存時間。

樂作此序！

——中國抗癌協會腫瘤營養與支持治療專業委員會主任委員石漢平

目前，惡性腫瘤持續高發，使腫瘤綜合治療與荷瘤生存的問題日益突顯。我國作為惡性腫瘤高發大國，每年250萬國人因惡性腫瘤而喪失生命。在惡性腫瘤面前，我們真的只能束手無策，憑一張醫學診斷書，被動地等待最終結局嗎？不！疾病來臨時，我們雖不能改變它，卻可以改變自己，改變我們的生活方式、精神狀態和飲食習慣。用一個強健的體魄和無畏的精神來抗擊腫瘤。

知己知彼，百戰不殆。欲戰勝腫瘤，需先瞭解它。本書簡明地介紹了腫瘤的基本常識，從中您可以客觀地認識腫瘤的發生與發展，認識到腫瘤的特性和對人體的危害。本書還通俗地講解了常見腫瘤的治療模式、手段和方法，使讀者對腫瘤有一個科學、客觀和清晰的瞭解。

腫瘤患者朋友們，腫瘤在我們體內的發生、發展，以及隨之而來應進行的各種治療，只是我們人生的一段旅途，換一種生活方式，接納與適應它，發揮自身的潛能，保持充沛的體力和積極的精神，最終我們一定能到達勝利的終點，而在此過程中，良好的營養支援和健康的身心狀態，是我們保持自身戰鬥力的關鍵。

中華醫學會腸外與腸內營養學分會於2005年3月至2008年10月對我國東、中、西部大、中、小醫院收治的惡性腫瘤患者通過定點連續抽樣方法，進行前瞻性調查研究顯示，40%~41%的惡性腫瘤患者存在營養風險。為此，本書重點講解了針對腫瘤患者的基本營養知識、臨床營養治療流程、腫瘤患者在治療和康復過程中營養調配應對方案，以及家庭康復中的營養措施等腫瘤營養知識。在閱讀本書時，您還可就書中的內容，詳細諮詢就診醫院的主治醫師和營養醫師。

讀者可有針對性地選讀本書的不同篇章，以解決腫瘤防治過程中不同的營養問題，如：當惡性腫瘤及其治療副作用對患者的營養狀況影響很大時，像是口乾、吞嚥困難、食欲降低、味覺改變，繼而導致反酸、便秘或腹瀉，干擾到患者的正常食欲和營養狀況；讀者可選取本書中的相關內容，瞭解如何應對這些副作用的方法和飲食方案，通過營養干預和其他輔助手段，克服或減輕治療副作用，使身體達到最佳營養狀態，順利地完成腫瘤治療的每個療程，達到最佳治療效果。

閱讀本書，您可以從容面對腫瘤的發生，輕鬆地與腫瘤進行戰鬥，維繫飽滿的精神狀態，獲取健康充沛的體能，享有高品質的生活。擁有本書，您就會合理營養，強健自我，走出誤區，戰勝癌魔，在對抗腫瘤的征程中，我們與您結伴同行！

——于康2014 年8月

# 目錄



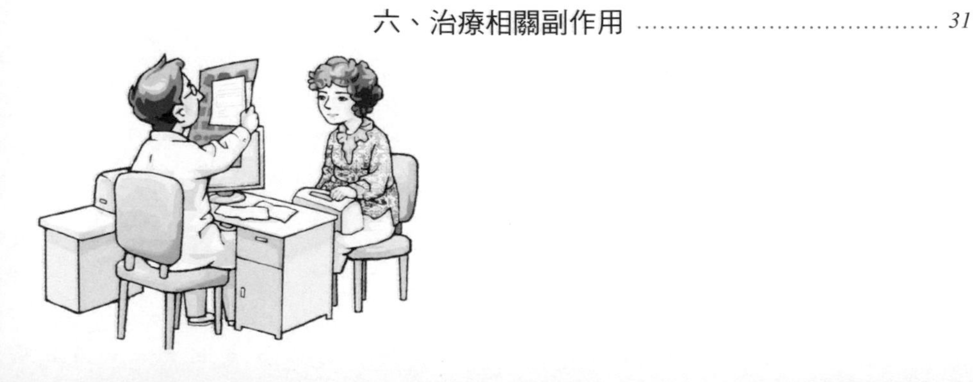

CONTENTS

目錄

CONTENTS

CONTENTS

# 目錄

CONTENTS

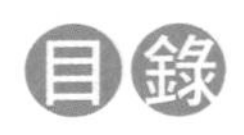

CONTENTS

# 第七篇 附錄和工具書

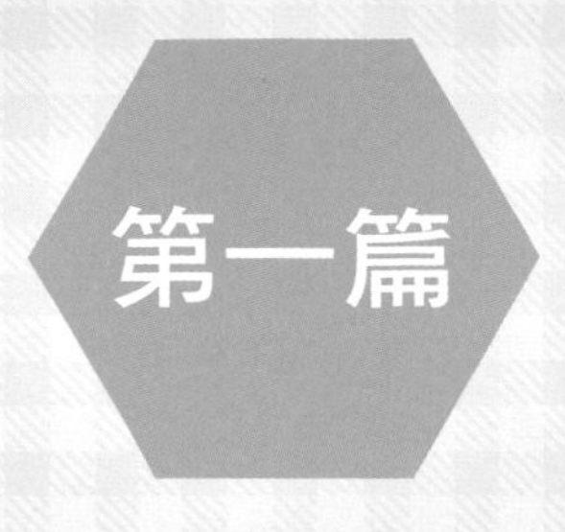

# 第一篇

# 惡性腫瘤，我們要知道

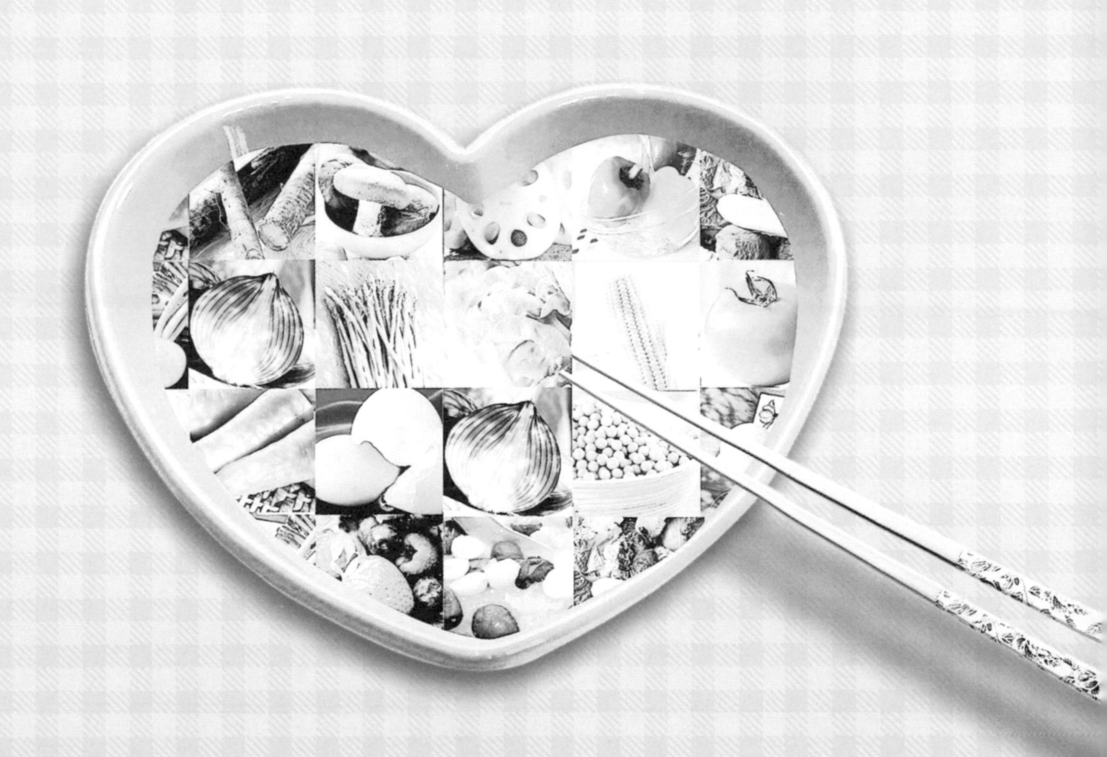

## 第一節 腫瘤基本知識

2012年中國腫瘤登記年報顯示，每年新發腫瘤病例約為312萬例，平均每天8550人，全國每分鐘有6人被診斷為癌症。作為患者、患者家屬或親人，我們大部分人均接觸過腫瘤。儘管醫學技術不斷進步，腫瘤治療的效果在不斷提高，但是從確診腫瘤到治癒康復，依然是崎嶇漫長的道路。

雖然統計資料給我們一些安慰和鼓舞，但是營養對腫瘤的發生、發展和轉歸的影響至關重要，每一位患者及家屬都應具備這方面的知識，從而增強信心，放下包袱，積極投入到腫瘤的治療與康復過程中來。

### 一、腫瘤細胞

數以億計的細胞組成了我們的身體，它們通過分裂來自我更新，從而使人類生命得以存續。有時，細胞更新不在正常細胞生長因素控制之下，以一種不可控的方式快速分裂增殖。腫瘤即被定義為一組生長不受控制的細胞。

正常細胞轉變為腫瘤細胞，DNA必然發生了改變，DNA是細胞的基因編碼。一些致癌因素，包括放射線、環境污染物、香煙煙霧、慢性感染等，都是通過改變DNA，從而導致細胞生長不受控制。

那些DNA改變了的細胞會存活很長時間，但是否能生長為腫瘤，還取決於機體的免疫狀況，免疫系統健康的人，這種被改變了的細胞會被機體免疫系統清除。因此，保持人體免疫系統健康，是控制甚至是消除腫瘤細胞的關鍵因素。

腫瘤治療的作用是可直接殺死腫瘤細胞，或在身體內創造一個不利於腫瘤細胞生長的環境，促使其凋亡。

## 二、診斷程序

從首次發現腫瘤開始，到確診，並啟動治療計畫，可能會有一段時間。在此期間，患者需進行病理檢查，以確定腫瘤是良性的還是惡性的，如果是惡性的，確定其類型和分期。「分期」表明了腫瘤發生部位的嚴重程度以及腫瘤向身體其他部位擴散或轉移的狀況。

診斷程式包括醫學影像（如X射線，CT掃描，以及MRI）和活體組織切片。活體組織切片包括使用針頭吸取或手術切取腫瘤細胞的樣本，或通過局部手術從腫瘤細胞上切除可疑細胞進行檢查和研究。進行消化道的活體切片檢查，需要通過內鏡或腸鏡，也就是將探測頭通過口腔或肛門插入消化道。

取出的組織被送到醫院實驗室後，工作人員會做好組織切片，以便病理醫生分析並確定腫瘤細胞的類型。例如，惡性淋巴瘤有兩種主要類型——霍奇金型或非霍奇金型。這兩種類型的腫瘤細胞在顯微鏡下的觀察是不同的，活動方式不同、免疫特點也不同。在診斷期間進行病理分析，是腫瘤醫生確定最佳治療方案的重要依據。

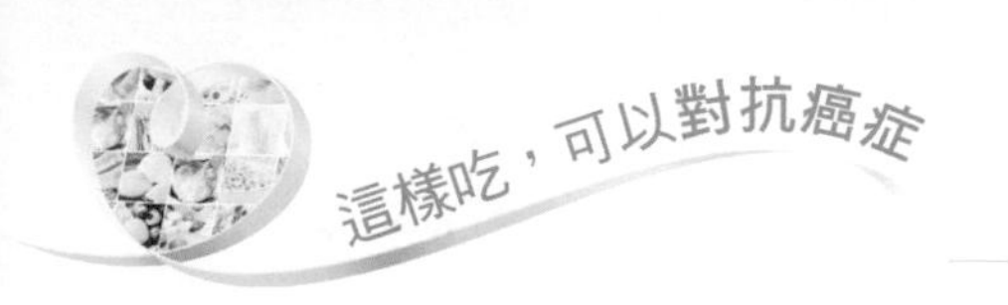


表1：良性腫瘤和惡性腫瘤的區別

| 鑒別內容 | 良性腫瘤 | 惡性腫瘤 |
| --- | --- | --- |
| 侵襲性 | 一般是非侵襲性的 | 具侵襲性，可侵襲鄰近組織 |
| 生長速度 | 生長較慢 | 生長速度可以極快、快或慢 |
| 轉移 | 不會轉移 | 會轉移，可以由血液或淋巴系統轉移到身體其他器官 |
| 細胞分化程度 | 高分化度，腫瘤細胞的特徵接近正常細胞 | 低分化度，惡性細胞和正常細胞有很大分別 |
| 發展過程 | 可以慢慢發展，或者處於靜止狀態，甚至退化 | 不斷漸進發展 |
| 復發 | 手術切除後，復發率很低 | 復發率高，因為癌細胞可以有微小的轉移，在治療時不易發現 |
| 手術 | 只有小部分不能用手術切除的腫瘤可能致命 | 一般不經醫治的惡性腫瘤都會致命 |
| 病程 | 長 | 短 |
| 臟器功能 | 一般不受影響 | 受影響 |

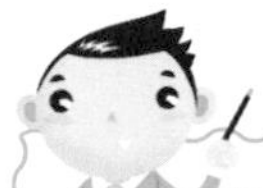

## 專題講解：癌症的復發和轉移

癌症會復發嗎？又是如何復發的呢？癌症復發轉移常是癌症患者面臨的問題。癌症復發可能發生在腫瘤原發部位，正如皮膚癌和乳腺癌，切除後不久又在原來的位置再次長出另一個腫瘤，組織性質完全一樣，這便是「原位復發」。主要復發原因是手術未能徹底切除所有癌細胞，假以時日，癌細胞又開始生長。同樣，有些腫瘤經過治療後，表面上好像消失（如X光照片上的影子不見了），但一段時間後又重新出現，也是因為治療沒有完全消滅癌細胞。

另一種癌症復發是區域性的，意味著原發性腫瘤在接受治療時，已經有一些癌細胞散發到了鄰近組織，或是游離到附近的淋巴結。乳腺癌便是一個常見的例子；腫瘤切除後不久，腋窩的淋巴結又會復發而且腫大。

還有一種復發叫做「轉移性復發」，這是由於原發性腫瘤的癌細胞早已轉移到其他部位，潛伏了一段時期後又慢慢成長起來。

## 三、標準治療流程

大部分已確診的腫瘤患者都將接受至少一種標準的療法：化療（包括細胞毒素、激素和生物或免疫生物療法）、放療、手術或標靶治療等。這些療法統一被稱為標準的、主流的或是傳統的療法。

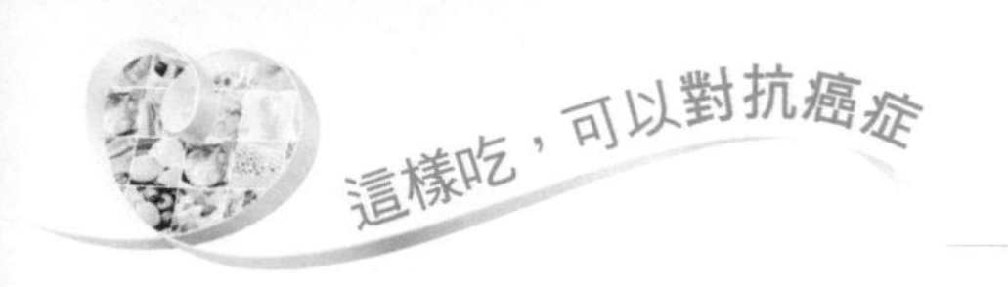


傳統療法已經成為腫瘤患者所接受的標準、規範治療的一部分，因為有科學和臨床的證據表明這些治療是有效和安全的。針對患者的不同腫瘤類型，傳統療法已取得了在臨床上被認可的抗腫瘤成效。然而，傳統療法常同時伴有副作用，有時候甚至是很嚴重的。

## 四、副作用

腫瘤及其治療的副作用對患者的營養狀況和身體健康有直接的影響。您可在以下章節中瞭解很多有關副作用的說明。通常，腫瘤治療小組會在治療開始前，簡明地向您講解，治療可能會有什麼樣的副作用，以及隨之而來的各種由藥物產生的併發症。

在每一個治療過程中，您一定要記住，你不是一個人在與腫瘤抗爭；整個治療方案的實施，是由腫瘤專科醫生、專業護士、藥劑師、理療師、心理治療師和臨床營養師等專業人員共同參與，在與您並肩戰鬥。

# 第二節
# 傳統治療方法

## 一、化療

化學治療，常被簡稱為「化療」，是針對惡性腫瘤的一種藥物治療。化療包括：細胞毒療法、激素療法和生物或免疫療法。

### 1.細胞毒療法

細胞毒療法是指使用藥物阻止腫瘤細胞的生長、繁殖和擴散到身體其他部位。特定的化療藥物用於特定類型的腫瘤。

化療藥物對於腫瘤細胞和與腫瘤細胞有同樣生長率的正常細胞，如骨髓細胞來說是有毒性的。細胞毒素藥物有很多種，在某些化療方案中，使用的是個性化的藥物。而在其他一些方案中，腫瘤醫生會開出多種藥物聯合治療方案。

您需要與腫瘤醫生或藥師進行良好的溝通，充分瞭解您的治療方案中所使用藥物的功效和副作用，由此在醫生的幫助下做好準備，制定有針對性的營養計畫，應對藥物產生的毒副作用，以保證治療的效果。

化療的一個優勢是藥物能到達人體的所有細胞。通過吸收丸狀或液體狀藥物，或通過注射靜脈，藥物進入血管並分佈於全身。一方面來說，這說明藥物能到達從原始腫瘤細胞擴散到其他地方的小腫瘤或

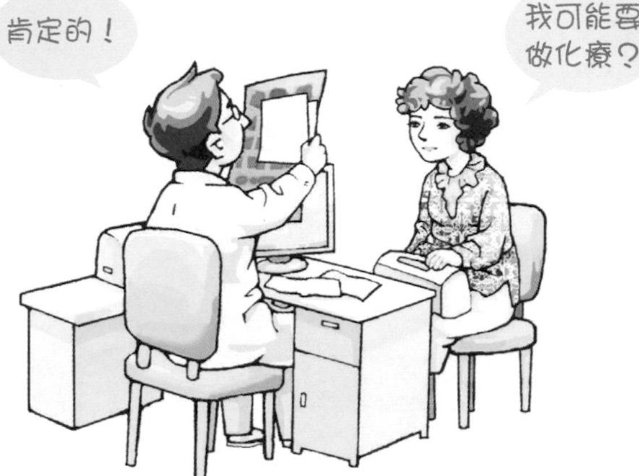


細胞，具有全方位的殺傷效果；另一方面，對其周圍的正常細胞也有影響，也稱其為副作用，並且很難預測其程度，如：可能導致手足刺痛和口乾等副作用。至今為止，化療尚未發展到能精準的瞄準腫瘤細胞而不傷及其他正常細胞。化療藥物導致的副作用見表2。

表2：普通化療藥物導致的營養相關副作用

| 藥物（品牌） | 適應症 | 用藥部位 | 營養相關副作用 | 營養建議 |
|---|---|---|---|---|
| 卡鉑 | 卵巢癌、肺癌 | 靜脈 | 噁心、嘔吐、血鈣增加、便秘、腹瀉 | 可能需要鎂補充劑 |
| 順鉑 | 肺癌、膀胱癌、卵巢癌、睾丸癌 | 靜脈 | 持續24小時或更長時間的噁心嘔吐、腹瀉、血電解質紊亂、食欲不振（厭食） | 大量飲水；促進排尿 |
| 環磷醯胺 | 淋巴瘤、乳腺癌、卵巢癌、白血病 | 靜脈或口服 | 噁心、嘔吐、腹痛、食欲降低、口腔和食管內黏膜炎、口乾（口腔乾燥）、腹痛 | 禁食葡萄柚、石榴、楊桃、酸橙或其果汁，因其可能干擾藥物或導致副作用；大量飲水 |
| 道諾黴素 | 白血病、淋巴瘤 | 靜脈 | 噁心、嘔吐、食欲不振、口腔和食管潰瘍、腹瀉、口乾、味覺敏銳度改變 | |

| 藥物（品牌） | 適應症 | 用藥部位 | 營養相關副作用 | 營養建議 |
|---|---|---|---|---|
| 多西他賽 | 乳腺癌、淋巴瘤、多發性骨髓瘤、肺癌、前列腺癌 | 靜脈 | 噁心、嘔吐、腹痛、腹瀉、無力、食欲降低、手足麻木或刺痛 | 禁食葡萄柚、石榴、楊桃、酸橙或其果汁，因其可能干擾藥物或導致副作用 |
| 阿黴素 | 乳腺癌、膀胱癌、子宮內膜癌、子宮癌以及骨髓瘤 | 靜脈 | 腹瀉、噁心、嘔吐、口腔潰瘍 | |
| 依託泊苷 | 肺癌、睾丸癌、白血病、淋巴瘤 | 靜脈 | 噁心、嘔吐、口腔潰瘍、低血壓（用藥過程中）、食欲減低、流感症狀、高血壓 | 禁食葡萄柚、石榴、楊桃、酸橙或其果汁，因其可能干擾藥物或導致副作用 |
| 氟尿嘧啶 | 大腸癌、乳腺癌、胃及頭頸部癌症 | 靜脈 | 血細胞計數降低、腹瀉、口腔潰瘍 | 禁食葡萄柚、石榴、楊桃、酸橙或其果汁，因其可能干擾藥物或導致副作用 |
| 伊立替康 | 大腸癌、直腸癌 | 靜脈 | 腹痛、腹瀉 | 補充足量的水分及電解質，以防腹瀉導致的脫水和電解質紊亂 |
| 氨甲喋呤 | 乳腺癌、肺癌、血癌、骨癌、淋巴癌 | 靜脈、骨髓注射或口服 | 噁心、嘔吐、口腔潰瘍、食欲不振、腹瀉、對$B_{12}$、葉酸和D-木糖醇吸收降低、味覺靈敏度改變 | 補充足量的水分，經常排尿 |

| 藥物（品牌） | 適應症 | 用藥部位 | 營養相關副作用 | 營養建議 |
|---|---|---|---|---|
| 紫杉醇 | 乳腺癌、卡波西肉瘤、卵巢癌、肺癌 | 靜脈 | 噁心、嘔吐、食欲降低、味覺敏銳度改變、口腔和食管潰瘍、腹瀉、無力 | 禁食葡萄柚或葡萄柚汁，其他宜與醫生溝通 |
| 長春新鹼 | 白血病、淋巴瘤、肉瘤 | 靜脈 | 噁心、嘔吐（輕微）、食欲不振、口腔和食管潰瘍、腹瀉和便秘或腹絞痛交替 | 禁食葡萄柚、石榴、楊桃、酸橙或其果汁，因其可能干擾藥物或導致副作用 |

*Jean LaMantia，RD with Dr. Neil Berinstein，MD. The Cancer Treatment Nutrition Guide & Cookbook〔M〕.Canada：Robert Rose Inc. 2012：22-25

## 2.激素療法

激素療法指的是化學阻斷，因為它阻斷了腫瘤進展所依賴的某些激素，但並不是消除了腫瘤細胞。激素是我們體內自身由腺體和器官產生的，也可以在實驗室中人工合成。它們存在於全身的血管中，攜帶著關於代謝、生長和重組的重要資訊。有些腺體和器官，如乳腺、前列腺、子宮內膜、睪丸、胰腺、腎上腺、甲狀腺和垂體腺，是腫瘤的好發部位。常用於乳腺癌的兩種藥物，例如，他莫西芬和雷諾西芬，是通過阻斷促進乳腺癌細胞生長的雌激素的作用而發揮效用，而不是停止人體雌激素的產生。

激素類藥物可能導致的副作用有骨質疏鬆、發熱、性欲降低、陽痿、便秘、食欲改變、體重增加、月經不調等。

## 3.生物或免疫療法

免疫療法也稱為生物反應調節療法（BRMT），旨在刺激和加強免疫系統，使其戰勝侵入的腫瘤細胞。免疫強化劑和BRMT包括：干擾素α、血管生成素阻斷劑、細胞因數、集落刺激生長因數等。免疫療法也包含腫瘤疫苗和不同形式的基因療法，這是較先進的腫瘤治療技術。

這些藥物通過延緩腫瘤細胞的生長和擴散，阻止某些腫瘤在治療後的復發，並減輕由腫瘤治療造成的副作用。免疫療法產生的副作用包括體重減輕、流感樣症狀、低血壓、寒戰、高燒、骨痛、傷口癒合受損、液體滯留、皮疹、外周神經病變等。

## 二、放療

放療是使用X射線、γ射線和電子線的能量來殺死或損害腫瘤細胞。放療可在體外或體內進行。接受放療前，腫瘤放療專業醫生和技師會仔細地準確定位腫瘤所在位置。與化療作用於全身不同，放療會盡可能準確地直接瞄向腫瘤所在位置。

即使放療會努力地瞄向腫瘤細胞，周圍一些正常細胞仍會不可避免地被鎖定在放療區域內。這是造成放療副作用的根本原因。與腫瘤周圍的皮膚表面相同，放療區域內的正常細胞也會發生變化。然而在很多情況下，這種變化是臨時的，一旦治療停止，細胞就會恢復到正常水準，但也有一些副作用會持續到治療結束後很長時間。

放療副作用取決於放療部位及腫瘤類型。某些人接受的放療週期比其他人長，其副作用也就相對更嚴重。

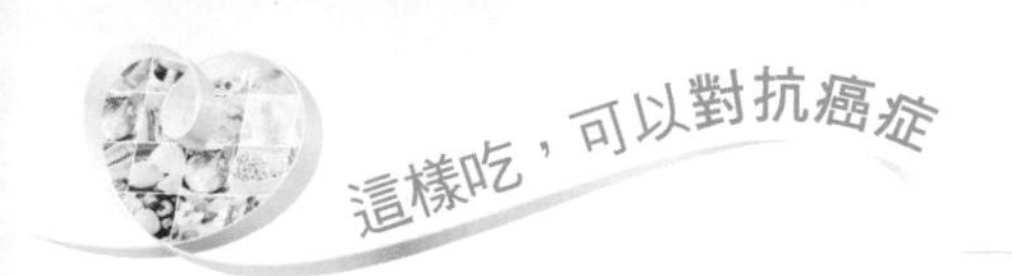


## 三、手術

手術是將腫瘤以及周圍部分正常組織切除來治療腫瘤的方法。幾乎任何實體瘤，只要是早期發現並確定位置，均可進行手術治療。

例如腸癌I期和II期的常規治療方案是沒有輔助化療的手術治療，早期肺癌和原發腎癌也是同樣的治療方案。某些情況下，徹底的手術會切除整個腫瘤以及其周圍健康的組織。腫瘤周圍的健康組織被稱為「邊緣」，邊緣的大小取決於腫瘤的類型和部位。

如果腫瘤過大或與重要器官相鄰，不適宜整個切除。在這種情況下，就會採取被稱為「減積」的方法來減少腫瘤的大小。這樣做可能會減輕患者的痛苦，同時減積也可使化療和放療更有效，因其會使體內遺留的腫瘤減小或更便於處理。目前，手術常常與放療、化療，或放化療結合起來進行。

### 專題講解：輔助和新輔助治療

如果先做手術，然後進行放療或化療，那麼放療或化療即被稱為輔助治療。依照此順序進行治療，是為了確保擴散到身體其他部位的腫瘤細胞被殺死，降低腫瘤復發的風險。

有時，這個順序會做調整。先化療和放療，再做手術，這種情況下，化療和放療被稱為新輔助治療，意思是它們雖先於手術，但不是唯一的療法。新輔助治療會使腫瘤在手術前縮小，以利於達到根治腫瘤的目的。

## 四、造血幹細胞移植療法

造血幹細胞移植療法是通過大劑量放化療預處理，清除受者體內的腫瘤或異常細胞，再將自體或異體造血幹細胞移植給受者，使受者重建正常造血及免疫系統。目前廣泛應用於惡性血液病、非惡性難治性血液病、遺傳性疾病和某些實體瘤治療。

造血幹細胞會發育生成白血球（抗炎）、紅血球（輸氧）、血小板（凝血）。進行了高劑量的化療和放療後，患者不再產生輸氧、抗炎或凝血的血液細胞。需要造血幹細胞以提供這類血液細胞。造血幹細胞主要存在於骨髓中，在藥物作用下也可以存在於外周血中，還被發現存在於新生兒臍帶血中。

關於造血幹細胞移植療法的一些基礎知識，說明如下：

**1.移植程序**：骨髓細胞移植是一個複雜的醫學程序，需要住院並在嚴格監控下進行。

**2.骨髓**：移植可是自體的（化療或放療前，患者自身的骨髓被抽取並保存）、同源的（骨髓由雙胞胎捐獻）、外源的（骨髓由血型可相容的他人捐獻）。患者被麻醉後，用針頭紮進髖骨中抽取幹細胞。抽取幹細胞需要約1小時。幹細胞可被冷凍或儲存。

**3.外周血液**：如果幹細胞來自外周血，血液從血管中抽取，使用儀器來提取幹細胞。提取的幹細胞會被冷凍用於之後的移植。這個程式被稱為分離術。

**4.臍帶血**：臍帶血幹細胞可在嬰兒出生後進行保存，或從儲存捐獻

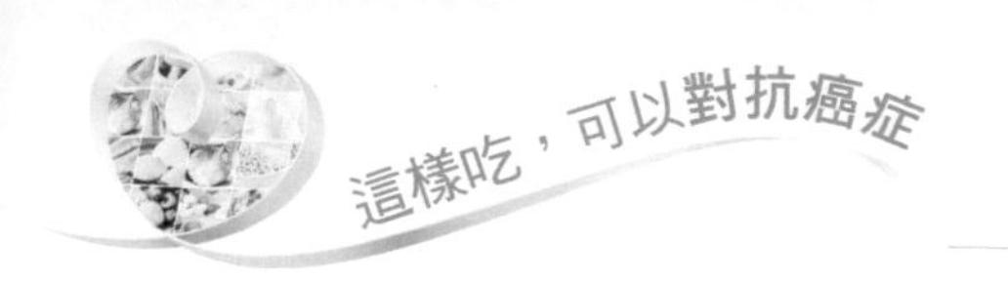


的臍帶血銀行獲取。現在有很多母親捐獻其寶寶的臍帶血，使其得以保存，並在之後被需要的人使用。

**5.副作用：**造血幹細胞移植後的常見問題包括口腔或食管發炎（黏膜炎）、口乾、唾液黏稠、味覺改變、食欲不振（厭食）、噁心、嘔吐、腹瀉和便秘。

**6.注意飲食：**幹細胞移植療法恢復期禁食的食物如下，生的或未完全煮熟的肉、罐頭肉、未經巴氏消毒的乳製品、生雞蛋、未清洗的水果或蔬菜、發黴或過期的食物等。

## 五、腫瘤代謝調節療法

腫瘤代謝調節療法是石漢平教授首次提出的一種全新的腫瘤治療方法，顧名思義它是採用不同手段調節腫瘤患者正常細胞代謝、干擾腫瘤細胞代謝，從而達到預防和治療腫瘤的目的。

它通過增加或減少特定的營養素以調節代謝過程等辦法，以達到定向減少腫瘤細胞生長所必需的營養素等。腫瘤營養療法是通過營養素實施抗腫瘤治療，而代謝調節療法則是通過各種手段調節代謝實施抗腫瘤治療，這些手段包括營養素、藥物如二氯乙酸、手術如內臟脂肪切除術及其他手段如生物回饋治療。其地位和作用與手術、放療、化療等腫瘤傳統治療方法相似，但是代謝調節療法對機體的損傷更小，毒副反應更少，患者依從性更好。

## 六、治療相關副作用

在腫瘤治療過程中，「控瘤」與「預防和減輕治療副作用」應該是同等重要的，兩種措施缺一不可，而調整飲食是幫助患者應對營養相關副作用的重要方面。如果你是護理腫瘤患者的家屬，你則身兼護理患者以及保障自己健康的雙重任務。

對於健康成人，吃飯是天經地義的事情，通過調整飲食獲取營養素和熱量是毫無任何困難的。實際上，大多數營養指南也強調了：多吃蔬菜、水果和全麥產品；限制紅肉的食用量，尤其是經過加工的或高脂的食物；減少脂肪、糖、酒精和鹽的攝入；維持健康體重。但是對於癌症患者，吃飯本身就是個問題，尤其是在出現副作用或感到不舒服時。

因此，你可能需要改變飲食習慣以增強體力，從而抵抗腫瘤及其治療帶來的副作用。這可能意味著需要進食那些在健康狀況下一般不被推薦食用的食物。例如，可能需要高脂、高熱量的食物來維持體重，或者食用濃的、冷的食物如冰淇淋或奶昔，這是因為副作用以及口咽部潰瘍使得正常飲食攝入困難。如果想估算出獲取身體所需營養素的最佳途徑，必須要考慮腫瘤的類型、治療方法和所產生的各種副作用。

確診腫瘤後，醫生會跟你溝通治療方案：手術、放療、化療、激素治療、生物療法（免疫療法）或這些治療的組合方案。所有這些療法都可殺死腫瘤細胞，但同時也會損害某些健康細胞，而這就是腫瘤治療的副作用。一些較常見的可影響進食能力的副作用包括：食欲不振（厭食）、口腔或咽部潰瘍、口乾、牙齒和牙齦問題、味覺或嗅覺變化、噁

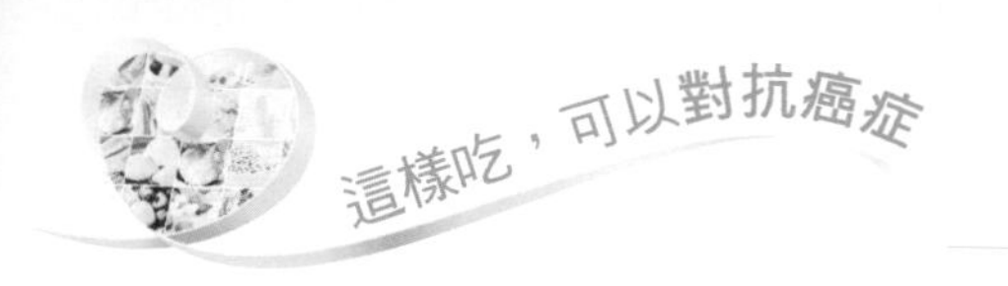


心、嘔吐、腹瀉、便秘、總是感覺疲倦（無力或乏力）、抑鬱等等。

這些副作用，你可能有，也可能沒有。決定你是否有副作用以及副作用有多嚴重的因素有很多，包括：腫瘤類型、影響身體的部位、治療的手段及時間長短、治療的劑量。很多副作用是可控制的，大部分會在治療結束後一段時間內消失。

可與醫生或營養師溝通你是否會有副作用，以及怎樣做會有助於控制副作用。腫瘤治療開始後，如果出現你自己控制不了的副作用，一定要告知醫生或營養師。如果他們開的藥物對於控制副作用沒有效果，也要儘快告訴他們，以便及時更換其他藥物。

下表列舉了會影響到營養狀況的腫瘤及其治療後的副作用，營養相關副作用會引發或加重很嚴重的臨床症狀，包括厭食、貧血和糖尿病等。

表3：腫瘤及其治療可能導致的營養相關副作用

| 腫瘤部位 | 腫瘤影響 | 營養相關副作用 | | |
|---|---|---|---|---|
| | | 化療 | 放療 | 手術 |
| 膀胱和尿道 | | 噁心、嘔吐 | 腸道黏膜炎 | |
| 乳腺 | | 體重增加（激素療法） | 食管炎、噁心 | |
| 神經中樞 | 吞嚥困難、頭痛、神經病學症狀 | 液體滯留、高血糖、食欲增加、體重增加 | 噁心、味覺改變 | |

| 腫瘤部位 | 腫瘤影響 | 營養相關副作用 | | |
|---|---|---|---|---|
| | | 化療 | 放療 | 手術 |
| 大腸和直腸 | 腸梗阻、營養素吸收障礙 | 噁心、腹瀉 | 腸道黏膜炎、大腸狹窄、營養素吸收障礙 | 脹氣、腹瀉、鈉失衡、液體失衡 |
| 食管 | 吞嚥困難、飯後反流 | 噁心 | 胃不適、食管炎、反酸（燒心）、食管狹窄、食管瘺、噁心、水腫 | 食物經胃蠕動減緩、胃酸減低、食管瘺、食管狹窄、返流 |
| 肺 | 吞嚥困難、進食困難、氣短、咳嗽、胸痛 | 噁心、嘔吐、味覺改變 | 食管炎、反酸（燒心） | |
| 淋巴結 | 取決於部位，吞嚥困難、營養素吸收障礙 | 噁心、嘔吐、口腔發炎 | 取決於部位，食管炎或腸炎、噁心 | |
| 頸、口腔、咽喉 | 咀嚼或吞嚥困難 | 噁心、嘔吐、腹瀉、口腔發炎 | 發炎、味覺改變或降低、口乾、咀嚼或吞嚥困難、唾液濃稠、口腔或咽喉潰瘍、骨壞死（通常是下頜）、瘺管、張口困難 | 咀嚼或吞嚥功能受損、口乾 |

| 腫瘤部位 | 腫瘤影響 | 營養相關副作用 | | |
|---|---|---|---|---|
| | | 化療 | 放療 | 手術 |
| 胰腺和膽系 | 營養素吸收障礙、腹瀉、味覺改變、噁心 | 噁心、嘔吐、腹瀉 | 噁心、嘔吐 | 腹瀉，脂肪、蛋白質、脂溶性維生素和礦物質吸收障礙 |
| 小腸 | 腸梗阻或腹絞痛、營養素吸收障礙 | 噁心、腹瀉 | 潰瘍、營養素吸收障礙、瘺管、狹窄、梗阻、出血 | 營養素吸收障礙 |
| 胃 | 早飽、飯後嘔吐、與膳食相關的燒心或疼痛、嘔吐、黑便 | 噁心、嘔吐、腹瀉 | 噁心、嘔吐 | 脂肪吸收障礙和腹瀉、胃排空緩慢、低血糖、蛋白質吸收障礙，鈣、脂溶性維生素和$B_{12}$缺乏 |
| 子宮、卵巢、宮頸 | 腸梗阻、液體滯留、早飽 | 噁心、嘔吐、體重增加（激素療法） | 腸道黏膜炎、瘺管、狹窄、脹氣 | 腸道切除時有營養素吸收障礙 |

節選自Fisher S,Bowman A,Mushins T,etal.,British Columbia Dietitians'and Nutritionists' Association Manual of Nutritional Care,Vancouver：British Columbia Dietitans' and Nutritionists' Association；1992：151-161

如何應對這些治療相關副作用，請參見後續章節中的相關內容。

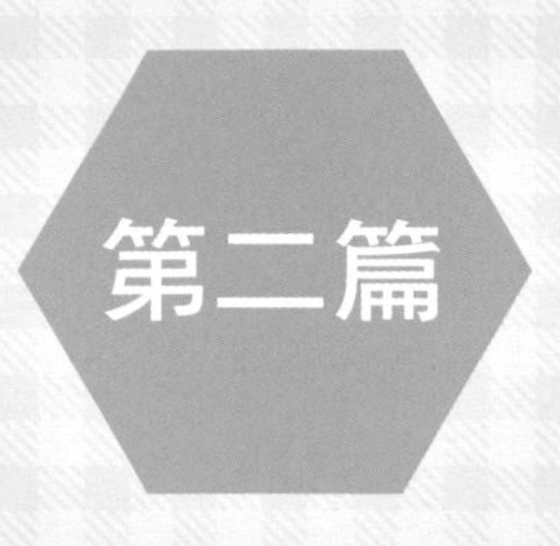


# 營養早知道

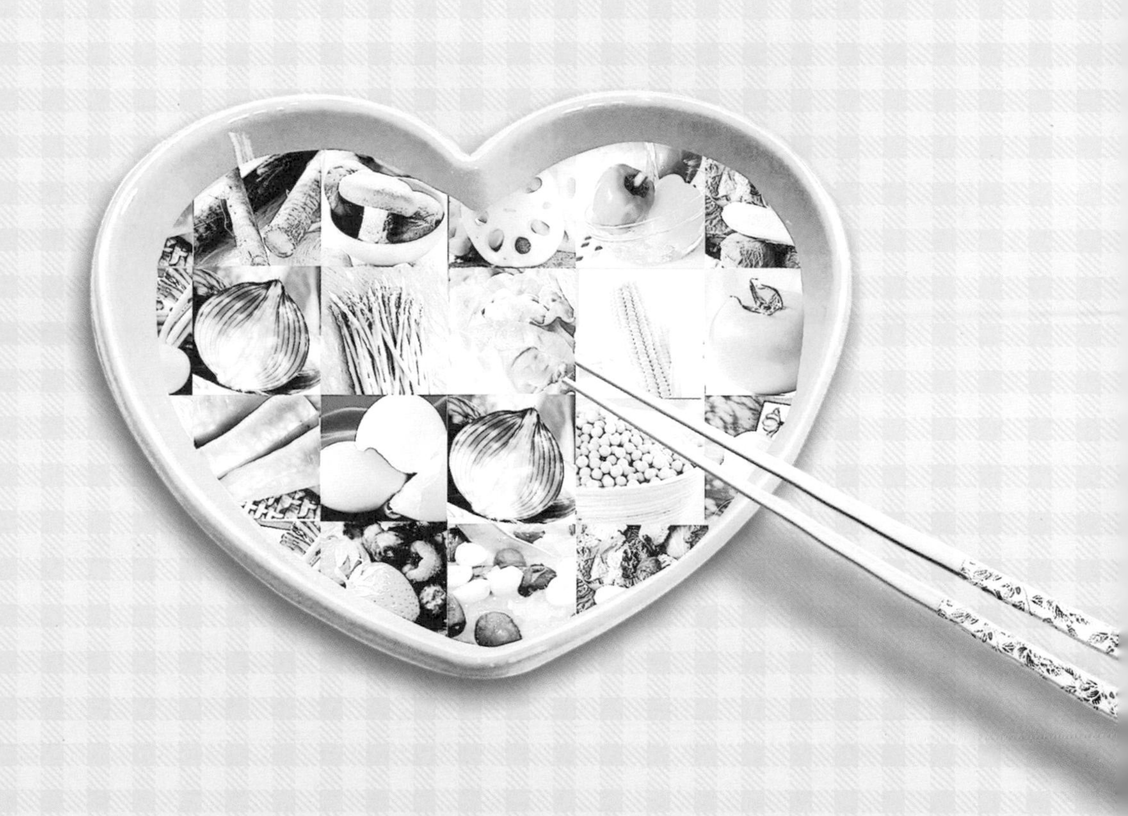

第一節

# 名詞解釋

**1.營養不良**：因能量、蛋白質及其他營養素缺乏或過度，對機體功能乃至臨床結局造成的不良影響。

**2.營養不足**：通常指蛋白質——能量缺乏型營養不良，指能量或蛋白質攝入不足或吸收障礙者，造成特異性的營養缺乏症狀。

**3.營養風險**：是指現存的或潛在的與營養相關的因素導致不良的臨床結局（與感染有關的併發症）的風險性。

**4.營養風險篩查**：是臨床醫護人員用來進行營養篩查，以判斷患者是否制定營養治療計畫的一種快速簡便的方法。現階段應用最廣泛的、證據基礎最強（注：基於128個隨機對照研究），且被歐洲腸外腸內營養學會（ESPEN）和中華醫學會腸外與腸內營養學分會（CSPEN）推薦作為惡性腫瘤患者營養篩查工具的是「營養風險篩查2002（NRS-2002）」。

NRS≥3分，為具有營養風險，需要由醫師和營養師根據患者的臨床情況制定個體化的營養支持計畫，給予營養干預。

NRS<3分，雖然沒有營養風險，但應在患者住院期間每週復查1次。

NRS一旦達到或超過3分，即應進入營養干預程序中。

**5.營養評定**：由專業人員對患者的營養代謝、機體功能等進行全面檢查和評估，用於制定營養治療計畫，考慮適應症和可能的副作用。評定主要包括病史、膳食史、體格檢查、體成分分析、實驗室檢查等多項指標。

**6.營養支持療法**：一般認為包括經口、腸內或腸外途徑為患者提供較全面營養素，並起到代謝調理的作用。

**7.腸內營養（EN）**：是指口服或經消化道給予營養素，根據組成不同，分為大分子聚合物（整蛋白）型和小分子聚合物（氨基酸、短肽）型。

**8.腸外營養（PN）**：是指經靜脈為無法經胃腸攝取和利用營養素的患者提供包括氨基酸、脂肪、糖類、維生素及礦物質在內的營養素，以抑制分解代謝、促進合成代謝，並維持結構蛋白的功能。

**9.惡液質**：是一種在多種慢性消耗性疾病，包括惡性腫瘤患者中存在的表現複雜的綜合症，其特點為慢性、進行性、不知不覺的體重下降，經常伴有厭食、飽腹感和乏力等表現，且對營養治療不敏感或部分敏感。

**10.口服營養素補充（ONS）**：經口攝入營養補充劑。

**11.管飼（TF）**：患者無法自主經口攝入食物或營養物質時，可以經鼻胃管、鼻空腸管、胃造瘺等方式將營養物質通過營養管輸入患者體內。

**12.體質指數（BMI）**：是用體重（kg）數除以身高（m）的平方得出的數字，是目前國際上通用的體質狀況評價指標，單位是$kg/m^2$。

# 第二節 營養素

## 一、蛋白質

### 1.蛋白質的構成

蛋白質是構成人體的重要成分。蛋白質的基本構成單位是氨基酸，組成人體蛋白質的氨基酸共20種。這20種氨基酸以不同的數量和不同的排列方式連接起來，構成了成千上萬種蛋白質，組成人體。

這20種氨基酸根據人體能否合成被分為必需氨基酸和非必需氨基酸。必需氨基酸是在體內不能自行合成，或合成速率不能滿足機體需要，必須由外源性途徑（自然膳食或營養製劑）供給。

### 2.蛋白質的功能

**1.人體組織的構成成分：**人體從兒童到成人的成長過程就是蛋白質的積累。

**2.構成體內各種重要物質：**

●**酶：**催化體內一切物質的合成和分解。

●**激素：**維持內環境穩定。

●**抗體：**參與機體免疫過程。

●**細胞膜和血液中的載體蛋白：**運輸和交換。

●體液中的蛋白質：維持滲透壓和酸鹼度。

**3.供給能量**

## 3.食物蛋白質營養學評價

1.首先看「蛋白質含量」，自然含量越多越好。

2.第二看「蛋白質消化率」，消化率是指反映蛋白質在消化道內被分解的程度以及消化後的氨基酸和肽被吸收的程度。

3.第三看「蛋白質利用率」，反映蛋白質被機體利用的程度。

## 4.蛋白質的分類（營養價值）

蛋白質可分為完全蛋白質，半完全蛋白質，不完全蛋白質。完全蛋白質也稱優質蛋白質，該食物含的必需氨基酸種類齊全，數量充足，比例合適，蛋白質氨基酸模式與人體接近，必需氨基酸的利用程度高，如動物蛋白質、大豆蛋白質。

人體每天由於尿液、糞便、皮膚、婦女月經期失血等造成不可避免的氮損失，而氮是蛋白質的主要構成元素，所以我們每天需要補充蛋白質。食物提供的蛋白質應滿足維持人體生命功能的需求，成人每公斤體重每天攝入0.8~1.0克蛋白質較好。我國推薦的蛋白質供給量為1.0~1.2克/公斤體重/天。

## 5.膳食蛋白質缺乏

1.腸黏膜和消化腺較早累及；酶的活性降低；消化吸收不良、腹瀉。

2.肝臟不能維持正常結構與功能，血漿蛋白合成發生障礙，出現脂肪浸潤。

3.免疫力下降；傷口不易癒合；肌肉萎縮，瘦體組織減少。

## 6.蛋白質的食物來源

1.廣泛存在於各種動物性和植物性食物中。

2.動物性蛋白質和大豆蛋白質屬優質蛋白質，植物性蛋白質利用率低。

3.為提高蛋白質的營養價值，將兩種或多種食物混合食用，提高膳食蛋白質的營養價值，以相互補充其必需氨基酸不足的作用，稱為蛋白質互補作用。如：大豆蛋白中蛋氨酸不足，米麵蛋白中賴氨酸不足，兩種食物混合食用，可有互補作用。因此提倡多食用大豆製品，並注意蛋白質的互補作用，進行合理搭配食物。

蛋白質含量過高，可促進腫瘤發生，以惡性淋巴腫瘤發生較多，誘發肝癌和食管癌較少。低蛋白飲食可使肝癌和食管癌發病率增高；而乳腺癌發病率較低。兒童時期開始不吃或少吃動物脂肪和蛋白質，消化功能就有可能出現早衰，消化酶分泌減少，胃癌發病率增高，故飲食蛋白質過高或過低都易導致癌症的發生。

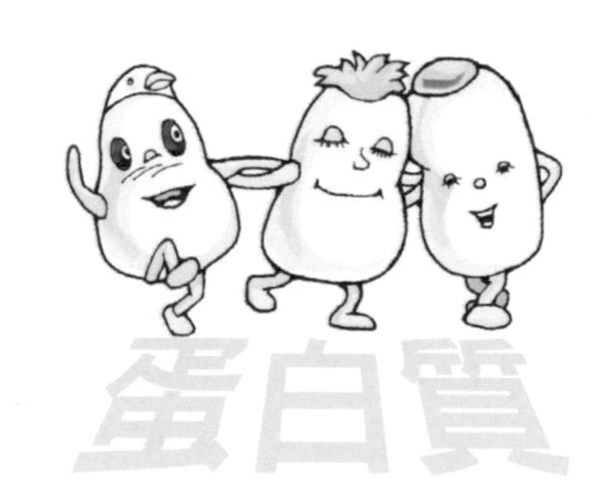


某些氨基酸對腫瘤的發生亦有一定

影響，低胱氨酸對小鼠白血病有抑製作用；用缺乏胱氨酸和賴氨酸的飼料餵小鼠，乳腺癌的發病率下降；限制苯丙氨酸可使肝癌、乳腺癌明顯下降；精氨酸可調節免疫功能，有抑制實體腫瘤體積和降低腫瘤轉移的作用；並能促進膠原組織合成，加速創傷的修複和癒合。增加賴氨酸和色氨酸濃度，對人體肺癌細胞增殖有明顯的抑製作用。

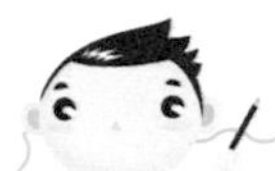

**溫馨提示**

膳食蛋白質來源於「紅肉」蛋白質，會增加惡性腫瘤的危險性，而「白肉」魚禽類蛋白質則無明顯此傾向，相比較大豆類蛋白質，包括大豆製品，有助於減少惡性腫瘤的發生。

## 二、脂肪

### 1.脂肪在營養中的重要作用

脂肪是由甘油和脂肪酸組成，是人體能量的一個豐富來源。從脂肪對人體心臟及膽固醇水準的作用來講，應更常選擇的是單不飽和脂肪酸和多不飽和脂肪酸，而不是飽和脂肪酸或反式脂肪酸。

### 2.脂肪常見類別的健康效用

**1.單不飽和脂肪：**主要存在於植物油，如橄欖油、油菜籽油和花生油中。

**2.多不飽和脂肪：**多存在於植物油，如紅花油、葵花油、玉米油和亞麻籽油中。它們也是海產品中主要的脂肪。

**3.飽和脂肪：**主要存在於動物源性食物中，如肉類、禽肉類、全脂或低脂奶、芝士和黃油中，某些植物油如椰子油、棕堅果油和棕櫚油為飽和脂肪。飽和脂肪會升高膽固醇，增加心臟疾病的危險。來自飽和脂肪的熱量要低於總熱量的10%。

**4.反式脂肪酸：**在蔬菜油被加工成人造黃油或起酥油時產生的。反式脂肪來源於速食、用不完全氫化植物油或植物起酥油烘焙的食物。反式脂肪酸也天然存在於一些動物源性產品，如乳製品中。反式脂肪酸會增加有害膽固醇，降低有益膽固醇；應儘量將其排除在你的飲食之外。

## 三、碳水化合物

### 1.碳水化合物的健康效用和來源

碳水化合物是人體能量的主要來源，為人體提供運動和器官活動所需的能量。碳水化合物的最好來源有水果、蔬菜和全麥類，這些食物同時也向人體細胞提供所需的維生素、礦物質、膳食纖維和植物營養素。

碳水化合物的其他來源包括馬鈴薯、大米、玉米、雜豆等，甜品（甜點、糖果和加糖飲品）也可提供碳水化合物，但健康飲食應儘量減少甜品的攝入。

### 2.有利於健康的優質碳水化合物

全麥食物：是用含有完全穀籽類的全部基礎物質和天然營養素的材料製成。全麥存在於穀類、麵包類、麵粉類和鹹餅乾中，有些全麥如黎麥、糙米或大麥，可以用來做為配菜或主菜的一部分。

膳食纖維：是人體不能消化的植物類產品的一部分。膳食纖維分為兩種：不溶性纖維有助於將食物殘渣快速排出體外；而可溶性纖維與排泄物中的水結合，可軟化排泄物。

## 四、水

水對健康至關重要。所有人體細胞均需要水維持運行。如果不攝入足夠的液體或因為嘔吐或腹瀉導致液體丟失，患者可能會脫水（身體液量少於應有的量）。這種情況下，有助於維持機體運轉的液體和礦物質將會處於嚴重不平衡狀態。

你確實可從食物中獲取部分水，但是每個人每天應飲用約8~10杯液體，以確保所有機體細胞獲得其所需的水分。在嘔吐或腹瀉時，你可能需要更多的水。請記住，所有的液體（湯、奶、甚至冰淇淋）都計算在你的目標液體量內。

## 五、維生素和礦物質

維生素和礦物質是人體正常運行所必需的物質，大部分存在於天然食物中，市售也有藥丸或液體包裝作為補充品。它們是維持和調節機體正常代謝的重要物質。

對於飲食正常的個體，通過飲食就可獲取大量的維生素和礦物質。但是在接受癌症治療時，則很難做到均衡膳食，尤其是在患者飽受治療副作用的折磨時。這種情況下，醫生或營養師會推薦一種日常複合維生素和礦物質的補充方案。

如你考慮攝入維生素或營養補充品，務必先徵得主治醫生的確認。有些癌症患者食用大量維生素、礦物質和其他膳食補充品，想儘快增強免疫系統功能，甚至破壞腫瘤細胞，但該類物質的一部分是有害的，尤其是在大劑量攝入時。

如果你的醫師同意你在治療期間補充維生素，最好選擇那種維生素和礦物質含量未超過日常攝入量100%的補充品和不含鐵的補充品（除非你的醫師認為你需要補鐵）。

## 六、抗氧化物

抗氧化物包括維生素A、C、E，硒和鋅。如果你想補充更多抗氧化劑，健康專家建議你食用各種水果和蔬菜，它們是抗氧化劑的很好來源。在進行化療和放療時，不推薦服用大劑量的抗氧化補充品或增強維生素的食物或飲料。與你的醫師探討你使用抗氧化補充劑的最佳時機。

## 七、植物化學成分

植物化學成分是普遍存在於各色蔬菜及水果中的天然物質，如花青素、類胡蘿蔔素、番茄紅素、白藜蘆醇和植物甾醇等有非常好的保健作用，比如對抗氧自由基及穩定體內激素水準等作用。

## 八、草藥

草藥用於疾病治療已有幾百年的歷史。現在，很多產品都含有草藥成分，如藥丸、液體提取物、茶和藥膏。應注意，有報導顯示其中一些產品會產生嚴重的有害副作用，有些甚至會干擾經過驗證的腫瘤治療包括化療和放療的療效，以及術後恢復的效果。如果你想使用含草藥的產品，先向你的主治醫師、營養師或護士諮詢。

## 九、安全性考慮

如果你正在使用或考慮使用任何非處方藥或營養補充品，請告訴你的家人和親友，同時請將包裝瓶帶給您的醫生以確定劑量，確保其成分不會干擾你目前的健康狀況或腫瘤治療效果。

其他安全提示：

1.向醫生、營養師或護士詢問，獲取可信的關於膳食補充品的資訊。

2.檢查每個產品含有的活性成分的數量和濃度。

3.一旦出現副作用，如哮喘、瘙癢、麻木或四肢刺痛，應立即停止服用該產品並致電醫生。

## 第三節
# 臨床營養標準診治流程

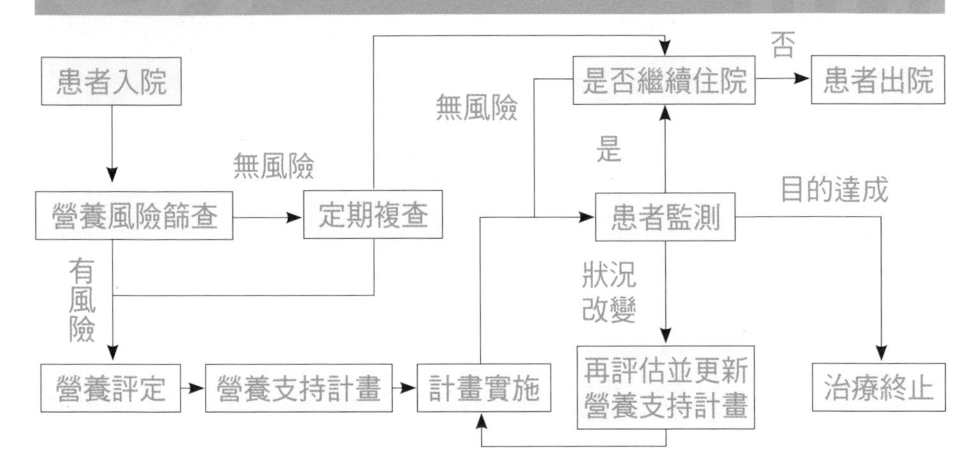


臨床營養標準診治流程圖

## 第四節
# 腸內營養與腸外營養

營養支持的方法包括膳食指導或強化、腸內營養（包括口服營養製劑補充及管飼營養）及腸外營養（靜脈營養）。營養支持的原則是「**腸道可用用腸內，腸內不足腸外補**」。雖然這個原則是行業的共識，可實際上我國目前的營養支援途徑80%~90%為腸外營養支持，腸內營養不到20%，而在美國，情況恰恰相反，腸內營養占到90%，而腸外僅為10%。

膳食強化指的是在營養師指導下，強化膳食中某種營養素的含量或各種營養素比例。例如，對於治療過程中的腫瘤患者，通常建議其少食多餐，選擇攝入高熱量、高蛋白的食物，以對抗攝入降低以及分解代謝亢進所致的營養不足。

**腸內營養**：包括口服營養製劑補充（oral nutrition support，ONS）和管飼（tube feeding，TF）。口服營養製劑補充是在膳食無法滿足能量需求的情況下，患者可服用商業化的營養補充劑達到補充營養的目的，市售的營養補充劑及其適應症可參見後附的表格；管飼常見於不能經口進食和厭食患者，方法是將一根細而柔軟的管子通過鼻腔置入胃或直接置入小腸內，液體營養物質通過該管子注入體內。管飼時，患者仍可經口進食。即使用了管飼，患者仍應努力經口進食，可夜間管飼，白天經口；還有一種長期使用（4周以上）的管飼方法是通過外科手術或內鏡經皮將營養管植入胃裡或腸道內。

**腸外營養**：對於存在嚴重消化功能障礙，腸內營養無法使用的患者，只能通過靜脈直接輸注營養物質，即腸外營養支援。通常適用於消化道外科手術後、完全性腸梗阻、發生嚴重的嘔吐或腹瀉，伴有其他影響經口進食或管飼營養的嚴重併發症患者。

上述所有營養支持途徑均可在家中進行，注意事項請參見居家照護部分的相關內容。

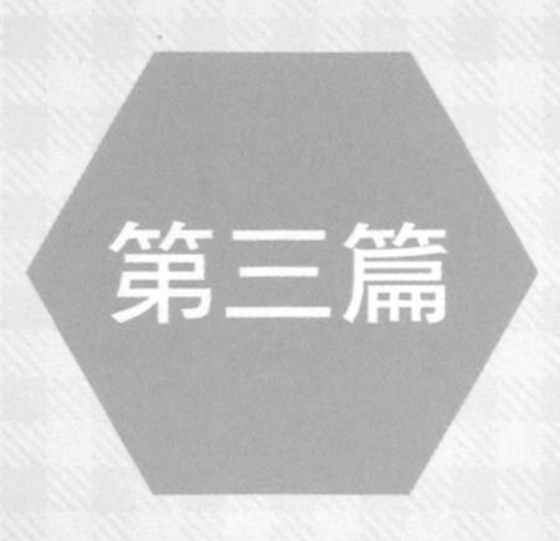


# 健康常保持

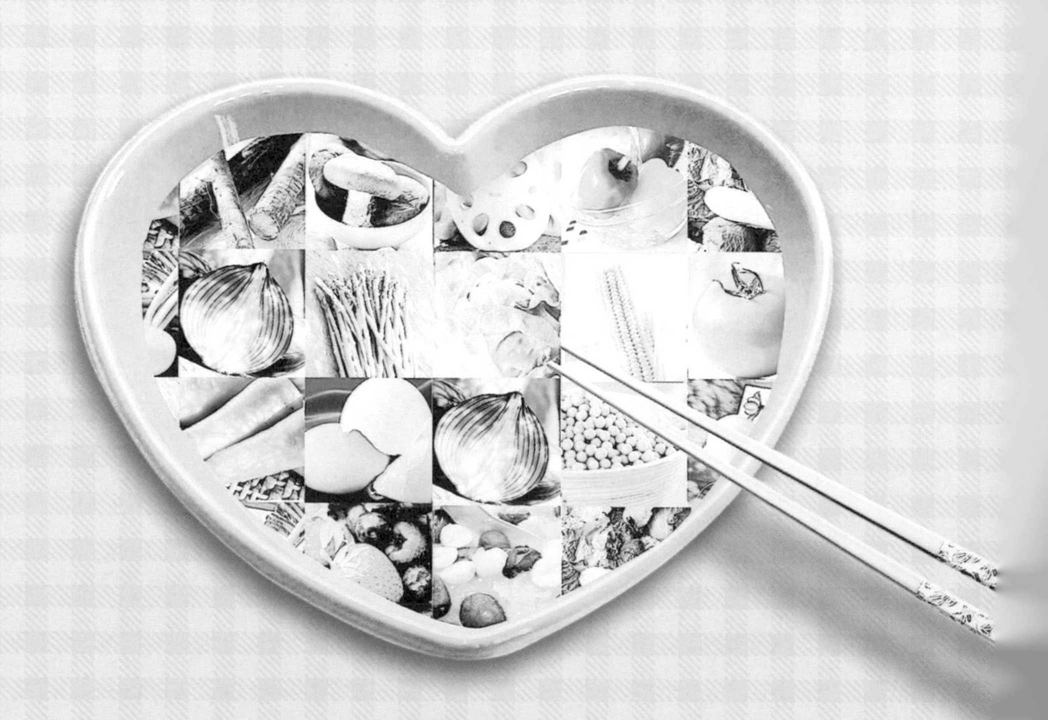

# 第一節 治療前

## 一、健康飲食

營養良好對腫瘤患者來說尤為重要。因為疾病本身和治療都會改變你的飲食習慣。腫瘤和腫瘤治療也會影響機體對於某類食物或所食用營養素的耐受性。腫瘤患者的營養素需求因人而異，醫生、護士和營養師都會幫助你確定你自己的營養計畫，並幫你尋求和落實此目標的具體方法。

在接受腫瘤治療期間，良好的飲食計畫會幫助你——感覺良好、保持體力和能量、維持體重和營養素的儲存、對相關治療所致的副作用有更好的耐受性、降低感染的風險、更快更好的癒合和康復。

「健康飲食」意味著進食各種提供機體對抗腫瘤所需營養素的食物。這些營養素包括：蛋白質、碳水化合物、脂肪、水、維生素和礦物質等。營養風險篩查和定期復查，是保證健康飲食很重要的前提。

## 二、焦慮和恐懼

焦慮（一種擔憂或不安的感覺）和恐懼是患者和家屬在應對腫瘤過程中常見的感覺。這些感覺是對腫瘤造成的壓力的正常反應，可能在腫瘤初診時更明顯。恐懼或焦慮感的原因可能是因為無力繼續承擔家庭責任、對生命中某些事物失去控制力、外貌或形體的變化或僅僅出於對腫瘤診斷的震驚，也可能出於對未來的不確定性以及對痛苦、疼痛或未知事物的擔憂。

對失去自理能力、與愛人關係改變及成為其他人負擔的恐懼可能會壓倒患者，並使家庭生活複雜化。

家屬可能也有這些感覺，因為他們也對未來不確定，或對所愛的人患上腫瘤而感到憤怒與不公。他們也可能會感覺以前對患者做的不夠而有愧或受挫；或者，可能會被目前不得不做的一些事情擊垮。

很多護理患者的人也感覺壓力很大，因為在平衡工作、照顧子女、照顧自己及擔負更多家庭責任時碰到難題。所有這些難題均是因為擔心和照顧腫瘤患者所致。

有時，腫瘤患者可能過度焦慮、恐懼或抑鬱，並可能無法再進行正常的日常生活。如果發生這種情況，患者及家屬如能得到專業治療師或諮詢師的幫助將大有益處。

### 1.焦慮的症狀

1.一種不安的感覺。

2.緊張、焦慮、急躁或不安。

3.感覺或看起來緊張。

4.擔心失控。

5.在考慮或解決問題上有麻煩。

6.認為一些不好的事情將發生。

7.發抖或顫動。

8.頭痛。

9.對他人脾氣暴躁或易怒。

10.疲勞或無力。

11.入睡困難或睡眠不安。

## 2.減輕焦慮的方法

1.與家人或朋友溝通彼此的感覺和恐懼，請記住，感覺悲傷和受挫是正常的。

2.和家人或護理人員一起決定你可以做哪些事情以支持彼此。

3.你感到焦慮和擔心時，不要責怪自己或他人，相反，請堅信一直存在於你生命中的情感、關注和信仰，並與他人交流或溝通。

4.向關心你的親友們諮詢，爭取獲得他們的幫助。

5.祈禱、冥想或類似的精神支持。

6.一天嘗試幾次深呼吸和放鬆活動。例如，閉上眼睛、深呼吸、集中身體所有部位，放鬆，從腳趾一直到頭頂；放鬆後，想像自己在一個愉悅的地方，如微風中的沙灘或陽光下的草地。

7.減少咖啡因攝入，它會加重焦慮症狀。

8.請醫生或護士推薦一位心理諮詢師。

9.諮詢醫師可根據情況使用減輕焦慮的藥物。

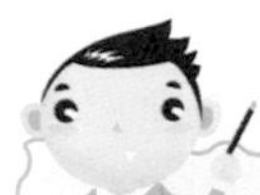

## 溫馨提示

抗腫瘤治療是一場艱難的戰役，你不是一個人在戰鬥，陪伴在你身邊的家人、營養師等關心你的人會與你並肩前行！

## 三、提前做好準備

### 1.坦然面對，放鬆心情，收集資訊

直到治療開始，你都無法確切知道可能會出現什麼樣的副作用，如果出現的話，自己該如何應對。思想上做好準備，坦然面對，將治療當做自己恢復健康的一個自然過渡時期。

去除你對出現治療副作用而產生的焦慮的方法，是和醫護人員討論你所擔心的事情，盡可能多地瞭解腫瘤的相關資訊和你的治療計畫。對有把握應付的可能出現的副作用做出周全的計畫和充分的準備，並為可能出現的變化制定應對措施。

許多人很少或幾乎沒有出現那些妨礙他們飲食的副作用，或即使出現了副作用，也很平緩，可以通過藥物或單純的改變飲食來克服它們。大部分的副作用會在治療結束後消失。

## 2.為治療做好充分準備的友情提示

1.在你的餐具和冰箱裡儲存你喜歡的食物，這樣你就不需要經常去採購，其中包括你知道的即使你在生病時都可以吃的食物。

2.提前煮好食物，按每餐的量分好，並加以冷藏。

3.跟朋友或親友溝通，請他們幫你購物和煮飯，或請他們接手這些事情。

4.跟醫生、護士或營養師交流你對健康飲食的擔憂。他們會幫你應對副作用，如便秘或噁心。

想知道如何克服副作用的更多資訊，參見後續章節，即可瞭解更多的內容。

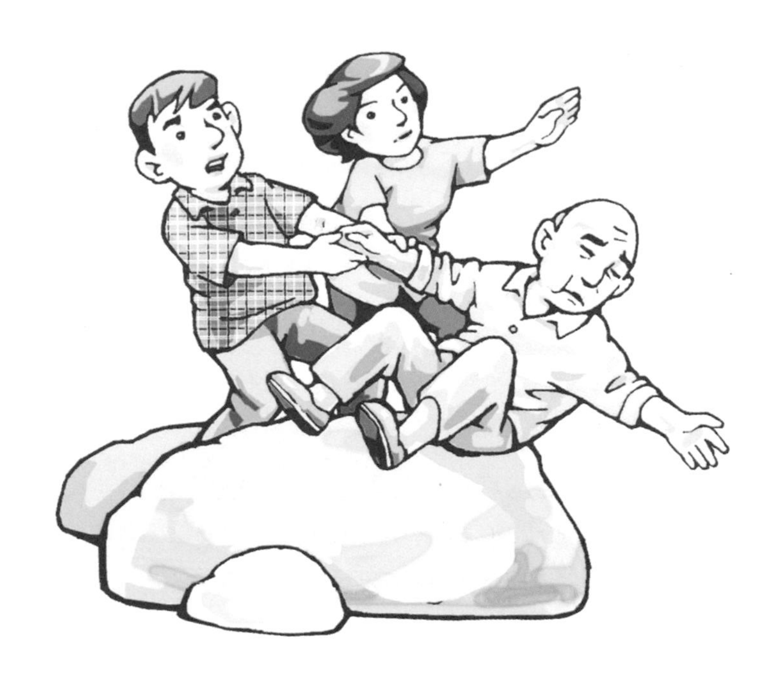

## 第二節
# 治療期

## 一、治療期間的營養原則

身體的良好運轉需要健康飲食。如果你罹患腫瘤，健康飲食尤其重要。保持健康飲食，你可以順利進行治療，並可保持體能，防止機體組織分解、重建機體組織並具有對感染的抵抗力。

那些飲食良好的人們能更好地克服治療副作用，甚至可以耐受更大劑量的藥物治療。實際上，一些腫瘤治療手段在那些營養良好並獲取了足夠熱量和蛋白質的患者身上，應用的效果會更好。

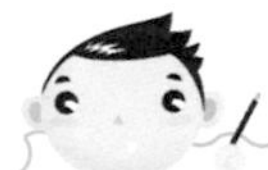

**特別提醒**

**不要害怕嘗試新食物，一些患病前不喜歡的食物在治療期間有可能會喜歡。**

### 1.主食品種的合理選擇

主食的品種應更加豐富，推薦食用完整的穀類，儘量避免精細加工和過度加工的食物。推薦大米、全麥、燕麥、玉米、紫米等五穀雜糧，這些食物含有的碳水化合物會緩慢釋放，非常有利於體內激素水準，尤其是胰島素的穩定；同時粗加工的穀類含有大量有利於人體的維生素。

避免或少吃精製糖，因為腫瘤患者本身多少就存在胰島素抵抗，而導致高血糖，尤其是中晚期腫瘤患者。同時建議合理配餐，比如食用摻有豆類的米飯，可在提供天然碳水化合物的同時提供更加優質的蛋白。

## 2.蔬菜水果的營養配比

推薦每日食用500克以上的蔬菜。

主推十字花科蔬菜：白菜類：小白菜、菜心、大白菜、紫菜薹、紅菜薹等。

甘藍類：花椰菜、芥藍、青花菜、球莖甘藍、綠花椰等。

芥菜類：葉芥菜、莖芥菜（頭菜）、根芥菜（大頭菜）、榨菜等。

蘿蔔類：尤其是胡蘿蔔。

還有蘑菇、香菇等菌類。

推薦每日食用300克以上的水果。

包括蘋果、梨、奇異果、柳丁、漿果類（草莓、黑莓、藍莓等）。

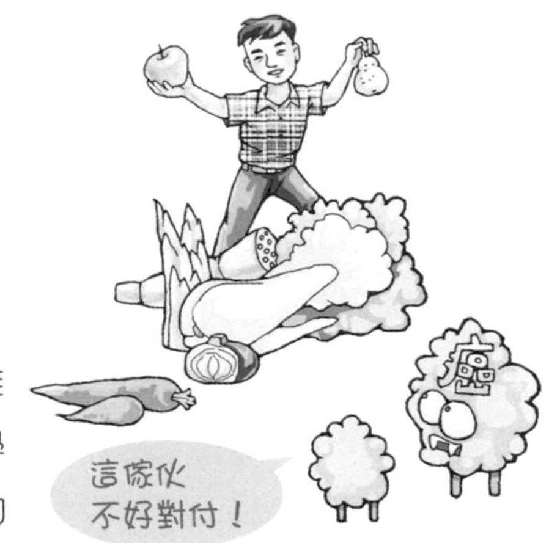


這些蔬菜、水果不但含有大量維生素C、E等，同時含有大量植物化學物，包括類胡蘿蔔素、花青素、生物

類黃酮、葉黃素、番茄紅素、植物性雌激素、薑黃素等，這些都是非常好的抗氧化劑，能對抗每天我們所不得不接觸的大量自由基，同時穩定機體的激素水準。實際上，我們的身體每天就是在氧自由基和抗氧化之間的博弈，對於腫瘤患者更是如此。

### 3.油脂的營養和安全選用

1.多攝入富含單不飽和脂肪酸、n-3多不飽和脂肪酸、n-6多不飽和脂肪酸的食物，能抗氧化、維持正常的細胞膜功能、維持炎症平衡等。這類食物主要來源於種子和魚類，因此建議每日食用種子，已經證明對補充上述必須脂肪酸、礦物質、維生素E等非常有幫助，可促進健康。

可選擇一個密封罐，裝上一半亞麻籽和一半芝麻、向日葵籽和南瓜子，避光、避熱，每天吃一湯匙，或加入豆漿機或者研磨碎後入粥，直接吃也可以。

2.推薦間斷橄欖油做菜。

3.推薦每週3頓魚，以深海魚為主，比如鮭魚、沙丁魚、鮪魚等。如條件許可，可直接補充魚油膠囊。減少飽和脂肪，即動物脂肪的攝入。

4.限制食用醃製類、燻類、油炸類、燒烤類及泡菜類食物。

5.建議維持健康體重，堅持適度運動，如果體力允許，每日至少進行30分鐘以上的慢跑或走路。治療期間，體重小幅波動是正常的，但總體趨勢要保持穩定，如果體重持續下降，一定要諮詢臨床醫師或營養師。

如果你在生病期間不能做上述任何事，不要擔心，營養師會在你需要時提供幫助。有時，需要變化飲食以獲取額外所需的液體、蛋白質和熱量。把你所遇到的任何問題都向醫生、護士和營養師諮詢。

## 二、治療期間的按需加餐

### 1.為什麼要加餐

腫瘤治療期間，身體經常需要額外的熱量和蛋白質來幫助維持體重並儘快康復。如果體重降低，加餐會幫助你滿足額外的熱量和蛋白質需求，增加體力，提高能量水準，並使你感覺良好。

治療期間你可能不得不依賴加餐來滿足你的需求，即使加餐食物不是很健康的熱量來源。請記住這是暫時的，一旦副作用消失，你就可以恢復到健康的飲食模式。為使日常飲食加餐更便捷，試試以下方法。

### 2.加餐小竅門

1.隨時吃些小點心。

2.儲存多種富含蛋白質的點心以方便食用。

3.如果有腹瀉，避免食用生水果和蔬菜。

4.如果有口乾情形，不要食用乾、硬和粗的點心。

如果能正常飲食並能在不需要加餐的情況下維持體重，就不用考慮這些了。

表4：一些簡單的加餐或零食

| 早點 | 午點 | 晚點 |
|---|---|---|
| 蘇打餅乾或藕粉+湯 | 優酪乳或核桃粉 | 小米湯 |
| 雞蛋羹 | 杏仁粉 | 牛奶 |
| 芝麻糊 | 牛奶沖雞蛋 | 炒麵+芝麻碎 |
| 綠豆糕+紅棗水 | 桃酥+西米露 | 沖米粉 |
| 山藥粉+糖 | 麵包+黃油果醬 | 冰糖銀耳 |
| 栗子羹 | 棗泥糕或馬鈴薯泥 | 沖蛋白水 |
| 蛋花湯 | 優酪乳 | 紅豆沙 |

## 三、增加熱量和蛋白質的訣竅

1.除了正常的三餐，經常食用幾次加餐。

2.可隨時吃自己喜歡吃的食物。

3.隔一小段時間就用餐，不要等到感覺餓了再吃。

4.把最大份的餐放在最餓的時候，例如，早晨是你感到最餓的時候，早餐就可以吃得最多。

5.儘量每次正餐和加餐都食用高熱量、高蛋白的食物。

6.適度活動或在餐前散步以促進食欲。

7.飲用高熱量、高蛋白的飲料，如罐裝液體補充劑。

8.補充液體要在兩餐之間，而不是在用餐時；用餐時喝水會讓你感覺太飽。

9.嘗試自製的或商業化生產的營養餐。

表5：高蛋白食物

| | |
|---|---|
| 乳製品 | 用牛奶煲湯或煮粥；麵包片或餅乾上抹乳酪；水果沙拉或混合沙拉中添加優酪乳或乳酪。如果可以選擇，建議選低脂優酪乳，因為優酪乳更利於消化吸收，且優酪乳中的益生菌有利於保護腸道健康，也有一定的防癌作用。如果怕涼，可將優酪乳用溫水溫一下再喝，也可將優酪乳和水果製成奶昔一起飲用味道更好。 |
| 蛋類 | 在冰箱中常存煮熟的雞蛋，可整個食用或將其切碎加入湯和蔬菜中。不要用開水沖雞蛋，以避免生雞蛋上的細菌帶來感染風險。所有的雞蛋均需煮熟，以避免有害細菌，剛煮熟的雞蛋比煮老的雞蛋更好消化。 |
| 肉類、禽類和魚類 | 畜禽肉可採用清燉的烹調方法以減少脂肪攝入，魚可以清蒸或煮湯，加入薑和料酒可去腥；先吃肉再喝湯。避免食用鹵蛋、鹵肉。 |
| 豆子、豆類、堅果和種籽類 | 大豆（黃豆、青豆、黑豆）及其製品（豆腐、豆漿）、鮮豆（扁豆、豌豆）、堅果和種籽（核桃、榛子、杏仁、葵花籽、芝麻）都含有豐富的蛋白質，可將黃豆做成五香黃豆或用來燉肉，豆腐比乾豆更好消化，鮮豆可煮熟吃，堅果及種籽可作為很好的營養加餐食品。將堅果類打碎，添加到水果、蛋撻和蛋羹中，也可將其加到蔬菜和麵條中。 |

表6：高熱量食物

| |
|---|
| 牛奶沖雞蛋、可可牛奶、牛奶沖米粉、牛奶沖紅豆沙、牛奶蒸饅頭、冰淇淋、乳酪代替牛奶及減小食物體積又可提高熱量。 |
| 米粥+肉鬆、米粥+肉末、米粥甩蛋、米粥+營養素、米粥+蛋白粉、麵包+果醬、麵包+黃油、馬鈴薯泥+沙拉、山藥+果醬、白薯餅+豆沙。 |
| 蔬菜沙拉、奶油蔬菜湯、果汁+各種粉（如山藥、核桃、杏仁）。 |
| 各種堅果壓碎加在炒麵、炒米粉中。 |

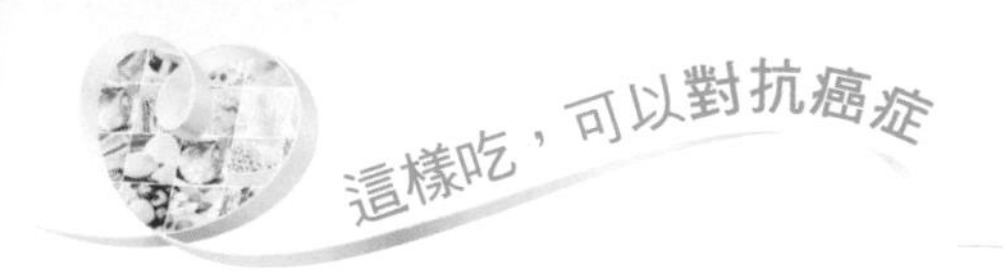


## 四、適度的體力活動

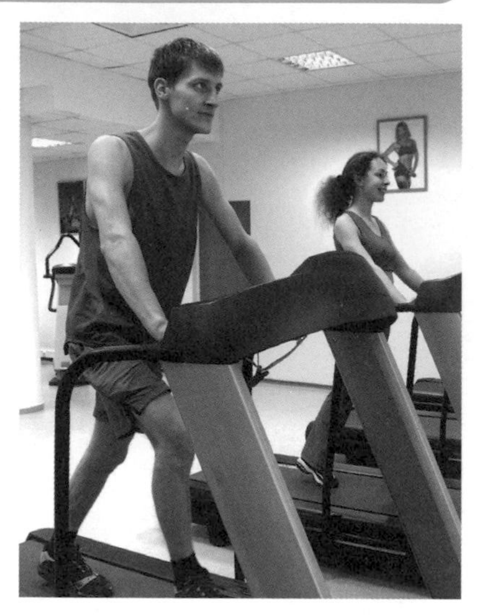

體力活動益處很多，它有助於維持肌肉品質、力量、體力和骨骼強度，也有助於減輕抑鬱、壓力、無力、噁心和便秘；同時也能促進食欲。因此，如果你還沒開始鍛煉身體，可與醫師溝通，確定一個至少150分鐘的適度活動目標，如每週散步的目標。如果醫生同意，可先從每天5~10分鐘開始，力所能及的話，逐漸達到150分鐘的目標。

好好感受你的身體，在需要休息時馬上休息，現在不是強迫自己強力運動的時機。運動需要在身體狀況適合的時候進行。

## 五、應對治療引起的飲食問題

### 1.手術

手術是用來切除腫瘤細胞和附近組織的一種治療方法，常和放療、化療結合使用。術後，機體需要額外的熱量和蛋白質以利於切口的癒合和恢復。這時很多患者都會感到痛苦和疲累，因為手術相關的副作用，他們可能也無法進食普通膳食。對口腔、食管、胃、小腸、胰腺、結腸或直腸的手術，可能會改變身體對營養素的吸收利用能力。

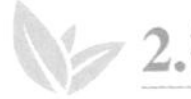

## 2.術後患者營養訣竅

1.如果做了手術，一般情況下很多副作用會在術後幾天內消失。有些藥物、自我照護的措施以及飲食改變，會有助於副作用的減輕。如果副作用持續存在，需告知醫護人員和親友，儘快調整飲食方案。

2.食欲恢復時，盡可能使飲食豐富可口。儘量食用常規膳食和加餐，但如果副作用使得進食困難時，也不要太勉強自己，少食多餐可能更容易些。

3.在購物和準備膳食方面要盡可能尋求家人和朋友的幫助。

4.需牢記，與高脂如油炸或油膩食物相比，低脂食物和飲料更易於消化和耐受。

5.恢復期內，確保每天能飲用大量液體，至少每天1600~1800毫升的液體，除非醫生另有醫囑。

6.儘量在一整天都隨時小口啜飲水、果汁和其他清湯。

7.與醫務人員溝通，什麼時候才能恢復正常的日常活動，並請外科醫生指導你如何增加體力活動。

8.術前的那個白天或夜晚，你可能會被禁止就餐或飲水。術後，可能在幾小時甚至1~2天內你不能正常進食和飲水。如果超過1或2天都沒有進食，醫生會讓你先食用易於消化的食物和飲料。

## 3.術後患者進食步驟

下面的表格，概述了術後患者開始重新進食的步驟。

表7：術後患者進食步驟

| 步驟1：清流食 | |
|---|---|
| 稀藕粉、稀杏仁霜 | 清淡的鯽魚湯 |
| 濾過的果汁 | 米湯 |
| 嫩蛋羹 | 清淡的肉湯 |
| 濾過的蔬菜汁 | 濾過的檸檬水 |

| 步驟2：易於消化食物（步驟1中添加） | |
|---|---|
| 原味鹹餅乾 | 白麵包片 |
| 肉粥、菜粥 | 白米飯 |
| 優酪乳 | 麵條 |

| 步驟3：普通飲食 |
|---|
| 儘量少量多餐，根據耐受程度逐步添加食物。<br>避免易脹氣的食物，如豆子、瓜類、十字花科蔬菜（花椰菜和捲心菜）、牛奶和乳製品。<br>儘量避免高脂、油膩或過度油炸的食物 |

## 4.影響進食的腫瘤術後副作用

術後，可能會出現的副作用類型及持續時間取決於手術的類型和你自身的整體健康狀況。身體不同部位的腫瘤手術後有很多可能會出現的副作用，它們會改變你的進食能力。例如，你可能會出現的狀況有：咀嚼和吞嚥困難、味覺變化、口乾、口腔潰瘍、食欲不振、無力或乏力、燒心/消化不良、進食時有飽腹感、脂肪不耐受、乳糖不耐受、從食物中吸收營養素的能力下降、食物可能會更快通過胃腸道、胃腸脹氣、胃腸痙攣、便秘等。

一定要將你出現的問題告訴醫護人員和親友，便於他們幫你應對，使你的健康狀態儘快恢復。

## 六、放療

### 1.放療飲食相關副作用

放療過程中，放射線對準腫瘤以殺死腫瘤細胞，周圍正常細胞也可能會受到放療的影響，大部分正常細胞通常會隨著時間而恢復。

放療引起的副作用種類取決於治療的身體部位、治療區域的大小、放療的種類和總劑量以及放療次數。

接下來的這部分內容根據放療的部位，說明了放療的飲食相關副作用。這些副作用中的一部分會在治療期間出現，另一部分可能只在治療結束後出現。

副作用通常在治療開始的第2周或第3周出現，大約在治療進行到2/3時達到高峰。放療結束後，大部分副作用會持續3~4周，但是有些也可能會持續更長時間。

出現了副作用，請詢問你的醫生、護士或其他親友，看是否需要用藥、改變飲食或做其他事情來幫助你對抗副作用。

表8：放療的飲食相關副作用

| 放療的身體部位 | 治療期間可能出現的與飲食相關的副作用 | 治療後超過90天可能出現的飲食相關副作用 |
|---|---|---|
| 腦、脊柱 | 頭痛、噁心、嘔吐 | 頭痛、疲倦 |
| 頭或頸：舌、喉、扁桃體、唾液腺、鼻腔、咽部 | 口腔潰瘍、吞嚥困難或吞嚥疼痛、味覺變化或味覺丟失、咽喉潰瘍、口乾、唾液濃稠 | 口乾、下頜骨受損、牙關緊閉症、味覺和嗅覺改變 |
| 胸部：肺、食管、縱膈 | 吞嚥困難、胃灼熱、食欲不振、疲倦 | 食管狹窄、活動時胸部疼痛、心包積液、心包膜炎症反應、肺纖維化或有炎症反應 |
| 腹部：大腸或小腸、前列腺、宮頸、子宮、直腸 | 食欲不振、噁心、嘔吐、腹瀉、排氣、脹氣、乳製品耐受困難、排尿變化、疲倦 | 腹瀉、血尿或膀胱刺激 |

*節選自Nutrition for the Person with Cancer During Treatment：A Guilde for Patients and Families〔Z〕. American Cancer Society. 2012

## 2.放療患者的營養訣竅

放療期間正常進食可能會很困難，尤其是你必須到離家很遠的醫院做放療門診時。**記住這些訣竅：**

1.接受治療前至少一小時儘量進食一點東西，不要空胃接受治療，除非放療中心另有醫囑。

2.如果需要趕一段長路去放療，你可以帶一些點心或營養補充品在路上食用或飲用。方便食品包括小份的水果、鹹餅乾、小點心等。

3.平時確保飲用大量的水和其他液體，除非醫生建議限制液體攝入量。

4.請朋友和家人幫忙購物和煮飯。

5.每個患者的放療副作用不一定相同，即使接受了完全相同治療的人也可能出現不同的副作用。

6.儘量少食多餐，而不是三餐。如果你的食欲在每天的某個時間段較好，那你就可以嘗試在那個時間段進食一天中最大份量的餐食。

7.使用營養補充品，例如液狀膳食補充可能有用。諮詢醫院營養科，一般那兒會有專供腫瘤患者的營養補充劑。

沒事，別怕！
李大哥都做了4次化療，可謂經驗豐富！

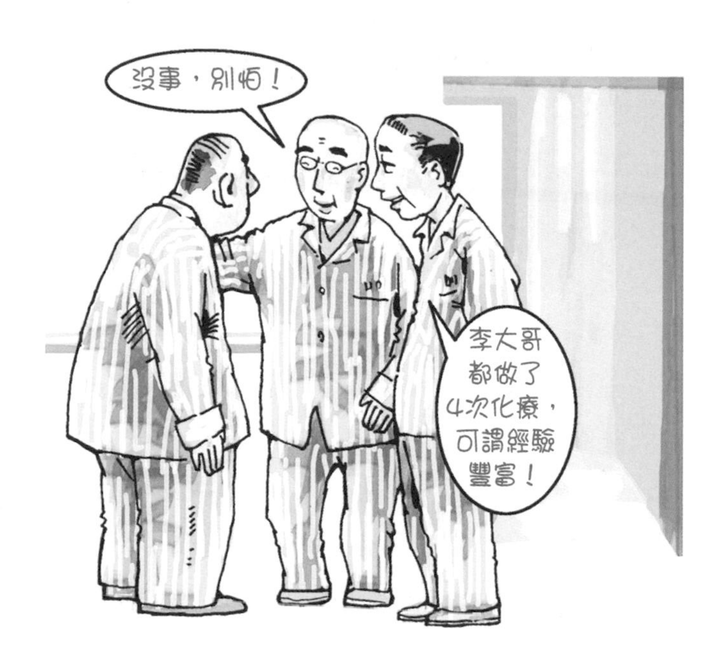

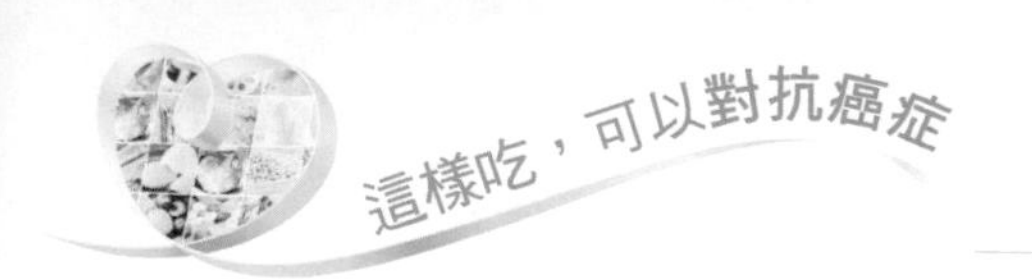


8.如果有食欲方面的問題，如噁心或嘔吐、腹瀉、口腔或咽喉潰瘍、口乾、唾液濃稠、吞嚥困難或味覺嗅覺改變，請參照本書中特定章節，以獲取有助於你應對這些副作用的資訊。

9.對於進食有困難並有糖尿病或其他慢性病的病人，其中一些常規的提示可能對你沒有效果，請與醫生、護士或營養師討論怎樣在放療過程中更好地改變飲食習慣，以維持好的營養狀態。

10.隨時與醫生溝通你的副作用，這樣他們可以對症給你處方藥物。例如，有一些藥物能控制噁心和嘔吐或治療腹瀉。

11.其他病友也可提供給你大量的資訊和支援，與他們溝通和交流抗癌經驗，對於對抗治療副作用，也是大有益處的。

## 七、化療

### 1.化療飲食相關副作用

化療是使用藥物殺死腫瘤細胞的一種治療方法。藥物大都是經口服或直接輸入血液中的，其中，細胞毒化療藥物會在傷害腫瘤細胞的同時傷害健康細胞，因其主要傷害增殖快的細胞，例如腫瘤細胞、骨髓細胞、毛囊、胃腸道上皮等，因此容易被損害的是骨髓、頭髮和消化道系統，包括：口腔、食管、胃和腸道。化療副作用取決於你使用了哪種化療藥物以及是怎樣使用的。

常見的引起進食問題的副作用包括：食欲改變、排便習慣改變、味覺和嗅覺改變、無力或乏力、口腔觸痛或潰瘍、噁心、嘔吐等。

你可能沒有這些副作用，但如有的話，請務必告訴醫生或護士，他們會給你推薦藥物、日常的自我照護措施以及改變飲食，以減輕飲食相關副作用的方法。

## 2.化療患者的營養訣竅

很多患者在門診接受化療。化療可在任何地方進行，需要幾分鐘到幾小時，應確保在接受治療前的進食。大多數患者發現，在化療前大概一小時的時候進食簡餐或點心效果最佳。如果你要在門診那裡待幾個小時，提前計畫好，在保暖袋或冷藏箱裡攜帶一小份餐點。注意看看門診是否有冰箱或微波爐可供使用，如果沒有，請護士、社工或義工幫助。

如果副作用造成進食困難時，不要勉強自己。嘗試少量多餐。儘量不要食用油炸或油膩食物，這些東西不易消化。一旦你感覺良好並且食欲還不錯時，儘量食用常規的膳食和點心。每天務必大量飲用水或液體1600毫升以上。

表9：正常與化療期間均衡飲食各類別建議攝取的份量表

| 熱量 | 約1500kcal | 約1800kcal | 每一份量大小説明 |
|---|---|---|---|
| 活動量低成年女性 | 基本份量 | 化療期間 | |
| 類別 | 份數 | | |
| 全穀根莖類（未精製+其他） | 9（3+6） | 11（4+7） | 以70大卡為準，約如：米飯1/4碗、稀飯1/2碗、麵條1/2碗、米粉1/4碗、全麥/白吐司1片、小餐包1個、蘇打餅乾3片、饅頭半個、地瓜半個、馬鈴薯1個、玉米1/3根。 |
| 豆魚肉蛋類 | 4 | 7 | 以7g蛋白質為準，約如：豆漿240ml、盒裝豆腐1/3盒、魚類35g、牡蠣35g、草蝦仁7隻、牛里脊肉35g、雞翅35g、豬小排35g、雞蛋1枚。 |
| 低脂奶類 | 1.5 | 1.5 | 以8克蛋白質為準，約如：全脂奶粉4匙、乳酪片2片。 |
| 蔬菜類 | 3 | 3 | 以25大卡為準，約100g。 |
| 水果類 | 2 | 3 | 以60大卡為準，約如：香蕉半根、柳橙1個、奇異果1.5個、葡萄柚250g、櫻桃9粒、葡萄130g、木瓜190g。 |
| 油脂與堅果種子類（植物油+堅果種子） | 5（4+1） | 5（4+1） | 以5g脂肪為準，約如：植物油1茶匙、生核桃2粒、腰果6粒、松子7g、杏仁7g、花生粉2匙、黑芝麻粉2匙、開心果15粒、南瓜子15g。 |

*王麗民，抗癌這樣吃〔M〕.臺北：三采文化出版事業有限公司2011：55

## 八、免疫力低下患者

由於造血系統和淋巴系統對放射線非常敏感，因此腫瘤及其治療會導致周圍血象下降，淋巴細胞功能障礙，以及其他全身毒副反應，最終造成不同程度的機體免疫功能下降。臨床上病人易感染、發燒，如呼吸道感染、腸道感染、泌尿系統感染等，也可表現為腫瘤病變的難以控制。化驗檢查發現白血球減少，其他免疫功能指標降低。

放療引起的免疫功能低下多是暫時性的，放療結束後可逐漸恢復。儘量保護機體免疫功能，在放療中注意營養支持，保證體力，是維持免疫功能正常必不可少的條件。多進食高維生素、高蛋白飲食，如新鮮的蔬菜汁、水果汁，優酪乳、蛋羹等。飲食要注意衛生，防止腸道感染。採取各種措施以改善病人食欲，鼓勵少食多餐，如食欲極度低下或不能進食而消化道通暢，可採用空腸置管營養方法來補充營養。

### 1.處理食物時的應對措施

1.準備食物之前、之後及就餐前，用溫的肥皂水清洗雙手20秒。

2.在4℃或以下冷藏食物。

3.在微波爐或冰箱中解凍肉類、魚類或禽肉類，將其盛於盤中以接住融化的水；注意不要在室溫解凍；解凍的食物要立即使用，不要再次冷凍。

4.易變質的食物在購買後或準備好後的兩小時內放入冰箱。

5.蛋類食物和以奶油為主要材料的食物不要在非冷藏環境中放置超

過1小時。

6.在削皮或切塊前，用流動水徹底清洗水果和蔬菜。不要使用肥皂、洗滌劑、氯漂白劑或其他商業化洗液。使用蔬菜清潔刷子，刷洗有厚的、粗糙的表皮或外殼的（瓜類、馬鈴薯、香蕉等）或任何其他表面有灰塵的產品。

7.在流動水下逐一清洗葉類蔬菜。

8.從超市採購的包裝好的拌菜原料、捲心菜和其他方便食品，即使標記了免清洗，也應在流動水下重新清洗；可使用漏勺使清洗更容易。

9.發黴發爛的水果和蔬菜不宜食用。

10.不要購買在商店切分的產品，如瓜類或捲心菜類。

11.在開啟罐頭食品前，用肥皂和水清洗開封處。

12.破殼的蛋類不宜食用。

13.看起來或聞起來奇怪的食物不宜食用。

## 2.廚具、餐具避免交叉污染

1.用乾淨的刀具切分不同的食物。

2.在冰箱中，將生肉密封保存，並和即食食品分開保存。

3.在流理臺上將食物分類。生、熟肉分別使用單獨的切菜板。

4.用熱肥皂水或新鮮的1份漂白劑兌10份水的洗液清洗計量器具和切菜板；也可以使用有殺菌消毒功能的市售洗液。

## 3.充分烹煮肉食

1.將測量肉類溫度的溫度計置於食物最厚部分的中間來檢測熟度。將溫度計置於沸水中校驗其準確度，讀數應為100攝氏度。

2.將肉煮到不再發紅，汁液清楚流動。確認肉是否煮到了合適溫度的唯一方法是使用食物溫度計。

### 4.微波煮食注意事項

1.微波過程中，如果在微波爐中沒有自動翻轉功能，需將食物翻轉1/4圈1或2次，以避免有微生物存活的死角。

2.使用蓋子或帶通風口的塑膠薄膜徹底加熱剩飯，加熱時須加以攪拌。

### 5.商場購物注意事項

1.注意檢查「銷售截止」日期和「使用截止」日期。只選擇最新鮮的產品。

2.檢查新鮮肉類、禽肉類和海產品的包裝日期。不要購買過期產品。

3.不使用那些受損的、脹氣的、生銹的或凹陷的罐頭產品。確保瓶裝或盒裝食物密封完好。

4.選擇沒有腐爛的水果和蔬菜。

5.不要食用商店販賣的熟食。在麵包店，避免非冷藏奶油類和含有奶油凍的甜品和點心。

6.不要食用取自自助或散裝容器內的食物。

7.不要食用從自助機器中獲得的冰淇淋類產品。

8.不要食用免費的食物。

9.不要食用破碎的或非冷藏的蛋類。

10.結帳前再取冷凍和冷藏食品，尤其在夏季。

11.儘快將食品冷藏，不要將其置於悶熱的車裡。

## 6.外出用餐注意事項

1.儘早出去以避免擁擠。

2.在速食店中要求用新鮮材料準備食物。

3.索要單人份的調料包，避免使用自助散裝調料容器。

4.不要食用來自高風險來源的食物，包括熟食店、小賣部、路邊攤。

5.外出用餐時，不要食用生的蔬菜和水果。

6.詢問果汁是否消毒處理過，避免鮮榨果汁。

7.確認餐具放在餐巾或乾淨的桌布或餐具墊上，而不是直接放在餐桌上。

8.如果想將剩飯打包，要一個餐盒，自己將食物打包，而不是讓服務人員將你的食物帶回廚房打包。

## 第三節

# 恢複期

大部分飲食相關的腫瘤治療副作用會在治療結束後消失，有些副作用如食欲不振、口乾、味覺或嗅覺變化、吞嚥困難、或體重變化可能會持續一段時間。如果發生這種情況，請與醫護人員溝通，共同制定解決這些問題的方案。

因為身體開始感覺良好，你可能對健康膳食有某些需求和疑問。正如你想從飲食中獲得最好的營養儲存以便於治療外，你同樣也想通過飲食調整獲得最佳康復效果。良好的飲食會有助於你恢復體力，重建肌肉組織，並使你精神飽滿。

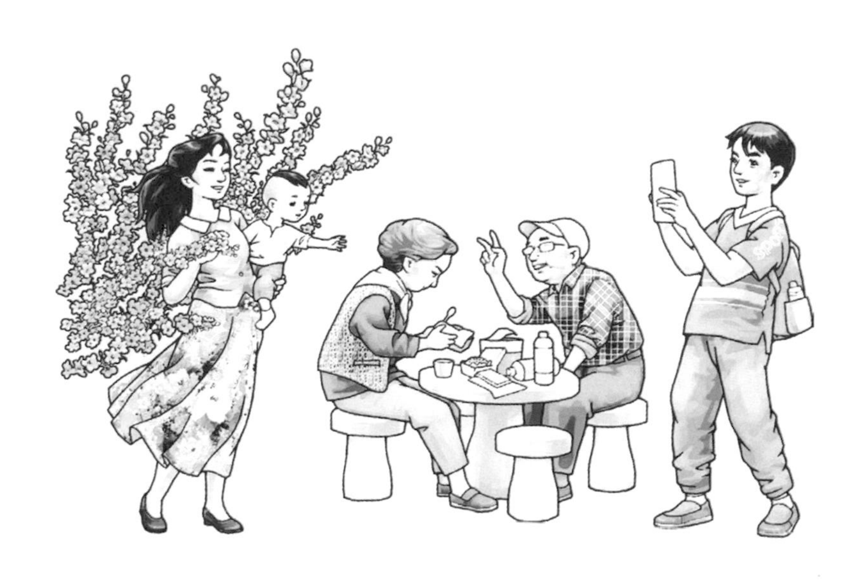

## 一、腫瘤治療後健康膳食注意事項

1.與醫生確認你的食物或膳食禁忌。

2.請營養師幫你制定一個營養均衡的飲食計畫。

3.選擇多種食物，儘量每天食用2~3份水果和蔬菜，包括酸性水果、深綠和深黃色蔬菜。

4.食用大量高纖維食物，如粗糧麵食和穀類。

5.每次購物時，都選擇一種新的水果、蔬菜、低脂食物或全麥食物。

6.限制紅肉的攝入，每週不超過3~4次。

7.避免醃製的、煙燻的或鹽泡的食物，包括燻肉、香腸和熟食肉。

8.選擇低脂奶和乳製品。

9.如果飲酒，請獲得醫生或營養師的同意。

10.如果已經超重，可考慮通過降低熱量和增加活動量來減輕體重。選擇你喜歡的活動，在開始任何活動專案之前，應得到醫生的認可。

## 二、世界癌症研究基金會預防癌症的14項建議

1.合理安排飲食：每天飲食中植物性食物如蔬菜、水果和豆類應占2/3以上。

2.控制體重：避免過輕或過重。BMI在20~23之間為理想體重。

3.堅持運動：如果工作時很少活動或僅有輕度活動，每天應有約

1小時的快走或類似運動量。每星期至少還要進行1小時出汗的劇烈運動。

4.多吃水果蔬菜：每天吃400~800克果蔬、綠葉蔬菜、胡蘿蔔、馬鈴薯和柑橘類水果防癌作用最強；每天吃5種以上果蔬且常年堅持才有持續的防癌作用。

5.每天吃粗糧：600~800克各種穀物、豆類、植物類根莖，加工越少的食物越好，少吃精製糖。

6.不提倡飲酒。

7.每天吃紅肉（即牛、羊、豬肉）不應超過90克，最好以魚和禽肉替代紅肉。

8.少吃高脂食物，特別是動物性脂肪。

9.少吃鹽。

10.不要食用在常溫下存放時間過長，可能受真菌毒素污染的食物。

11.用冷藏或其他適宜方法保存易腐爛的食物。

12.食品中的添加劑、污染物及殘留物的水準低於規定的限量即是安全的，但亂用或使用不當可能會影響健康。

13.不吃燒焦的食物、直接在火上燒烤的魚和肉或醃肉，燻肉只能偶爾食用。

14.對於飲食基本遵循以上建議的人，一般不需要給營養補充劑。

# 副作用和併發症

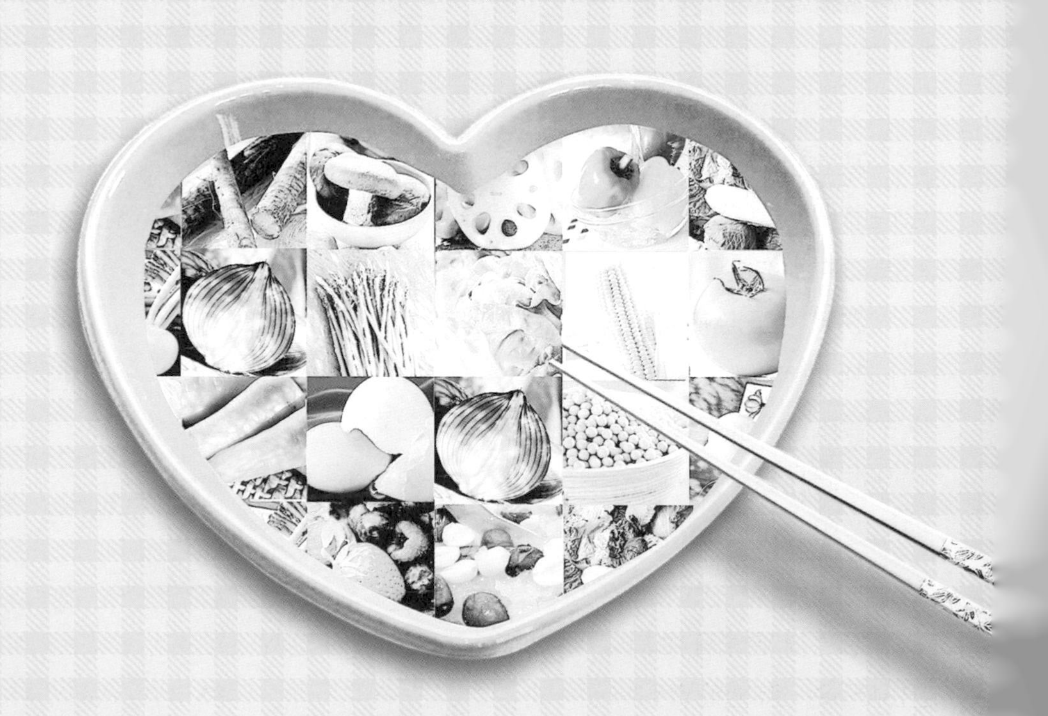

# 第一節 貧血

貧血這個詞在古希臘的意思的「低血」。如果你患有貧血，血紅細胞則不能有效地將氧氣輸送給身體其他細胞。貧血症狀包括乏力、虛弱、眩暈、無食欲、氣短、沒有體力、看起來蒼白、頭痛、集中注意力困難、感染風險增加等。如果不治療或不及時治療，貧血會導致化療或放療治療延遲。

## 一、缺鐵性貧血

缺鐵性貧血也被稱為小紅血球貧血，是最常見的貧血。血紅蛋白合成需要鐵，而血紅蛋白又是紅血球的主要成分。人體內2/3的鐵在血紅蛋白中。血紅蛋白將氧氣輸送給身體的所有細胞。

缺鐵性貧血會因失血、膳食攝入不足、鐵吸收不足所致。腫瘤也會抑制血紅細胞的產生。補鐵對於化療導致的貧血無益。大部分情況下，缺鐵性貧血是逐漸發生的。身體有鐵的儲存，這將被最先消耗；鐵的儲存消耗完畢後，血紅蛋白才開始降低。

## 二、失血

惡性腫瘤常在生長過程中，因破潰而導致出血，如消化道腫瘤常出現黑便，肺腫瘤導致咯血，從而導致失血性貧血。化療常導致消化道反應，重度反應可出現消化道出血。手術治療過程中也會造成不同程度的失血，嚴重時會導致失血性貧血。

## 三、進食不足

有時候，進食不足也會導致貧血發生。如果血液中鐵水準較低，調整膳食以進食更多含鐵食物是個好方法。除此之外，你可能仍需補鐵，但是鐵強化食物的方式能更快的幫助鐵含量恢復到正常水準，並予以保持，直到你不需再補充。

有兩種通過膳食補充的鐵：亞鐵紅素和非亞鐵紅素。亞鐵紅素鐵存在於天然含有血紅蛋白的動物類食物中，如紅肉、魚肉和豬肉；植物食品中的鐵被稱為非亞鐵紅素鐵。亞鐵紅素較非亞鐵紅素更易吸收，因此素食者的鐵需求量是非素食者的1.8倍。

要瞭解身體需要多少鐵，可檢查產品標籤以確定鐵元素含量。鐵補充劑有片劑、腸溶衣片劑、緩釋片劑、膠囊、液體和滴劑。液體劑會有一部分短時間黏於牙齒上；腸溶片劑消化道副作用較低，但是不好吸

### 專題講解：鐵補充劑

**如果你體內鐵水準太低，很難通過膳食進行糾正或者已經有缺鐵症狀，醫生一般會建議你補鐵。鐵補充劑較膳食而言，可提供更大劑量的鐵。鐵補充劑有幾種，鐵元素含量各不相同。**

收。兩餐之間空腹服用吸收效果最好；然而，空腹時會有更多副作用，所以，需要補鐵時，請諮詢營養師調整你的飲食規律。

## 四、吸收不良

從食物中吸收的鐵的量取決你體內儲存的鐵量有多少，體內鐵含量低，吸收會更多，而吸收的鐵的量也取決於所食用鐵的種類。亞鐵紅素鐵會充分吸收，非亞鐵紅素鐵不是很好吸收。補充鐵補充劑，可能有相關副作用，包括噁心、嘔吐、便秘、腹瀉、深色便、和（或）腹部不適。更多關於鐵補充劑的種類、什麼最適合你以及有助吸收的相關資訊，請諮詢醫師或藥師。

每餐均吃富含維生素C的食物以產生更多非亞鐵紅素鐵。富含維生素C的食物包括甜椒、柳丁、花椰菜、草莓、葡萄柚、橙汁和葡萄柚汁以及添加了維生素C的果汁。食用含亞鐵紅素的食物可幫助吸收亞鐵紅素鐵。

### 專題講解：促進鐵吸收的提示

**每天服用2~3劑鐵補充劑。喝茶或喝咖啡時不要服用鐵補充劑，因為其中的草酸會降低吸收量。乳製品和鈣補充劑也會降低鐵的吸收。**

# 第二節 糖尿病

很多新被確診為腫瘤的患者此前已患有糖尿病，使得糖尿病和腫瘤相互作用。先期存在的糖尿病看起來會增加某類腫瘤包括肝癌、胰腺癌、結腸癌、腎癌、膀胱癌、乳腺癌及非霍奇金淋巴癌的風險。而腫瘤治療反過來也會影響糖尿病的治療，尤其是在皮質類固醇治療和胰腺手術時。而且，有些糖尿病是由胰腺癌引起的。

## 一、糖尿病類型

糖尿病有兩種：I型和II型。I型不很常見，常發於胰腺不再產生胰島素的年輕人。這種糖尿病的治療需要終生注射胰島素。I型糖尿病與胃癌、腹部腫瘤和宮頸癌關係密切。

II 型糖尿病較常見，與生活方式相關，肥胖和運動少是重要的致病風險因素。該類糖尿病可由生活方式改變或口服藥物治療，但是有些人可能需要注射胰島素。II型糖尿病與乳腺癌、胰腺癌、結腸直腸癌以及腎癌有一定關係。

## 二、治療調整

糖尿病管理的目標是達到並維持最佳血糖水準，然而在腫瘤治療期間，控制血糖的目標和糖尿病管理的其他方面可能有所不同，這可能意味著從口服藥物改為胰島素注射或改變口服藥物或胰島素的劑量或用藥時間。一般意味著，你需要更加頻繁地檢測血糖，以評估腫瘤及其治療對血糖控制的影響。

## 三、血糖儀測試

儘管很多人覺得可以通過感覺得知血糖水準，但這種感覺在你自己不舒服時是沒有用的，最好是通過血糖儀得到確定的結果。血糖高於16mmol/L，就太高了，應進行控制。依據糖尿病醫護人員的指示，有時可能需要胰島素來治療。

## 四、副作用

腫瘤治療期間血糖自我管理的挑戰是應對副作用，尤其是味覺和膳食攝入方面的改變。詳見後續內容。

## 五、高血糖

你可能會假設，因為吃的不多，應降低胰島素量或藥量，但是腫瘤或其治療實際上會使血糖升高。為了降低血糖，你可能需調整膳食計畫，少攝入碳水化合物，多喝水。

要確保更加頻繁地檢測血糖以記錄血糖的波動，如果你無法將其控制在正常範圍內，應就診糖尿病專科，與醫生進行溝通；感染可能引起意料之外的高血糖。

## 六、低血糖

如果血糖檢測結果顯示你的血糖太低，即低於4mmol/L，應多吃快速吸收的糖。注意不要過度調整，通常，你總共需要15克糖，這相當於1湯匙（15毫升）糖水，130毫升果汁，1湯匙（15毫升）蜂蜜或葡萄糖片劑（閱讀標籤以確定你需要多少片以達到15克糖），然後休息10~15分鐘，再次檢查血糖。如果依舊在4mmol/L以下，你需再服用15克快速有效的糖，等待，然後再次測試。

## 七、生病期間的流食

如果你病得太重，無法進食正常膳食，可將膳食計畫改成含碳水化合物的流食。每小時食用15克碳水化合物，如3/4杯（175毫升）果汁、1杯（250毫升）牛奶、1/2杯（125毫升）冰淇淋或奶昔、1/2杯（125毫升）普通檸檬水、1杯（250毫升）湯（不是肉湯）或7塊蘇打餅乾。你可能會對該食譜中的含糖食物有些擔心，但這只是在你能夠進食正常餐飲前的臨時食譜。

## 八、協同照護

你可能需要同時面對兩種疾病做出診治計畫，並與兩方面的醫護人員溝通與配合，一方面是腫瘤專業的，一方面是糖尿病專業的醫護人員。一定要確保認真做好每次的診療記錄，這樣你就可以確保每個專業的醫生都能一目了然的瞭解你治療方案上的進展和變化。

在診療過程中如果您能有專門的顧問，能夠幫助你做記錄並提醒你要問的問題，這是再好不過的。不要顧慮醫護人員之間相互溝通，他們需要的是你的配合，提供可供所有醫務人員參考的你的既往醫療資訊；在你的配合下，不同學科的專家就會根據你的病情記錄做出科學、合理、綜合和有效的診療和護理方案。

## 第三節 食欲不振、厭食、惡液質

腫瘤患者的護理員常苦惱於他們所護理的患者不吃飯。他們常會跟醫生說：請您告訴他們必須吃飯！乍聽起來，食欲不振不會被認為是嚴重的病情，但腫瘤治療期間的食欲不振就是很嚴重的問題，並且後果不佳。

對腫瘤患者來說，食欲下降是常見症狀，超過80%的腫瘤患者出現食欲下降及體重減輕，甚至部分患者發展為惡液質。針對腫瘤的治療可能會加重食欲不振，而且腫瘤本身也會造成患者的食欲下降。

### 一、食欲不振、早飽和厭食

食欲不振的醫學術語是「厭食」，通常伴隨食欲不振的是很快就感覺飽了，即使只吃了很少，這被稱為早飽。第三個概念是討厭食物，發生在接受化療或放療的30%~55%的患者中。令人討厭的食物包括紅肉、蔬菜、含咖啡因飲料、巧克力及高脂食物。食欲不振、早飽和厭食給腫瘤患者及其照護人員造成了嚴重的問題。

厭食是由於腫瘤生長，產生大量的代謝產物，如酮體、乳酸、多肽等物質，這些物質可造成患者噁心。腦部腫瘤壓迫下丘腦，可以反射性地引起食欲下降，還有一些病人患病後出現緊張、焦慮等情緒，也會引起食欲下降。放化療的毒性也會引起厭食。感染後使用抗生素，而抗生素可以殺滅腸道正常菌群，使參與消化的益生菌大量減少，也會影響食欲。

厭食的患者可少量多餐，多調換口味花樣。放鬆心情，適當運動，總躺著不動，食欲是不會好的。必要時可服用消化酶幫助消化，如胃蛋白酶、胰蛋白酶，以及口服谷氨醯胺及一些腸內營養製劑，小體積高能量密度，以保證營養需要。

## 二、營養素缺乏和體重降低

腫瘤治療期及之後的恢復期的食欲問題，會導致輕微或嚴重的營養不良以及危險的體重降低。這些併發症需徹底解決。

### 1.營養不良

營養不良是當你的身體沒有獲得足夠的熱量（能量營養不良）或蛋白質（蛋白質營養不良）時導致的狀況。身體會開始利用儲存的熱量和蛋白，你會注意到脂肪和肌肉的丟失。脂肪丟失會伴隨有害物質酮體的產生。

如果你營養不良，營養不良的程度可由營養師在腫瘤醫院進行評估，包括詳細的膳食史、體重變化、體成分分析以及血液檢測。評估診斷後，營養師會給你制定個性化的治療方案。

## 2.體重丟失紅色預警

如果有10%的體重丟失，就可被認為是個嚴重問題。例如，如果你體重90公斤，10%就是9公斤。如果你原體重為56公斤，10%即5.6公斤。胰腺癌或胃癌患者是嚴重體重丟失的高風險人群。而非霍奇金淋巴癌、乳腺癌、急性非淋巴細胞白血病以及肉瘤，體重丟失則較少。體重大量丟失會使呼吸功能降低。

### 特別提醒

**如果你非自主性1個月內丟失5%或6個月內丟失10%體重，將被認定為重度營養風險。**

## 3.飲食計畫

為對抗營養不足和體重丟失，患者及照護人員必須重視，不能輕易改變每天良好的進食習慣。一旦體重增加，營養狀況會得到改善，反之亦然。如果體重開始增加，應該繼續滿足每天的營養目標以維持體重。這包括外出就醫的時間也要做好計畫，以達到滿足營養目標。即使你每週有5天進食良好，僅錯過幾天，體重增加也會打折扣。大部分人發現當他們的食欲較低時，比起固體食物，液體更受歡迎。營養師會幫你制定個性化的膳食計畫。

### 重點：制定膳食計畫指南

**對於進食量減少的腫瘤患者，推薦在正餐的基礎上，給予加餐。各種早餐、午餐、晚餐和加餐，可參照後續的食譜。**

**早餐：**醒來後1個小時之內用早餐。這可能會是個挑戰，因為很多腫瘤患者的一天常常是從吃大把藥物開始的，而這些藥物會填飽他們。另外，服用某些藥物後需要等一段時間才能進食，但是不要將早餐延遲到藥物所需要等待的時間之後；否則，早餐太晚會變成上午的加餐。如果你食欲不高，早餐可少而精，但不要不吃。

**上午加餐：**在早餐和午餐間吃點東西，即使吃很少量。如果你要外出，記得將上午的加餐打包隨身攜帶。

**午餐：**如所有的餐點一樣，儘量選擇一周內你大部分時間都能堅持的那個時間段進食。理論上來說，應均衡膳食，每餐有3~4類食物：蔬菜和水果、穀類、肉類及肉類替代物及乳製品。均衡膳食的食物種類可組合成一種湯或其他菜肴。如果不喜歡吃紅肉，可嘗試其他蛋白來源，如魚肉、雞肉、蛋類和乳酪。

**下午加餐：**嘗試碳水化合物（水果、乳製品或穀物）和蛋白質

（肉類或肉類替代物或乳製品）的搭配餐，例如，蘋果配一把堅果，或一杯優酪乳。

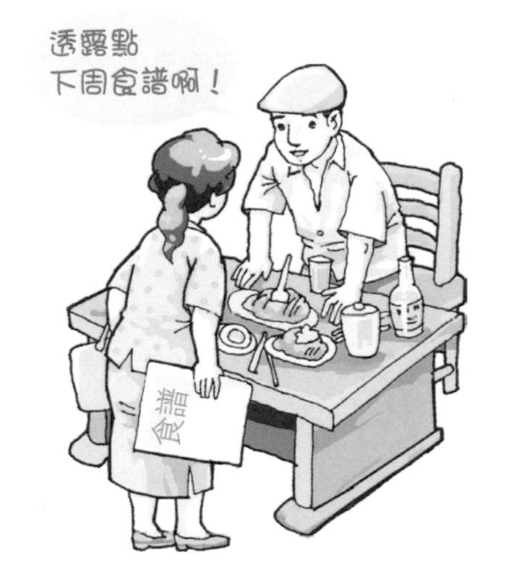


**晚餐**：如同午餐一樣，均衡膳食，如雞肉配米飯和蔬菜或燉菜或湯。

**晚上加餐**：如果感覺燒心（反酸）或有睡眠困難，需要認真計畫這頓加餐。加餐時間不要太靠近入睡時間。如果在晚餐後2~3小時，睡前1小時進食，這會使你有足夠的時間消化晚餐，並在睡前將加餐也消化掉。

此外還需注意：

1.避免用餐時飲水，僅可小口啜飲以防止早飽（除非你需要用水幫助你吞嚥或因口乾需要飲水）。在兩餐之間飲用一天中大部分的液體量。

2.在餐桌上擺放漂亮的餐盤或播放你喜歡的音樂、看電視或和家人朋友一起用餐，會使用餐變得輕鬆愉快。

3.儘量保持體力活動。先緩慢開始，一段時間後，如果感覺更強壯了，逐漸增加活動量。有時飯前散步1小時會增加你的饑餓感。

4.隨身攜帶一些高熱量、高蛋白的點心便於隨時食用。如煮熟的雞蛋、乳酪、液體狀營養補充劑、蛋塔、堅果或什錦乾果。

5.每天隨時吃你喜歡的食物，如果你喜歡早餐的食物，可以晚餐時

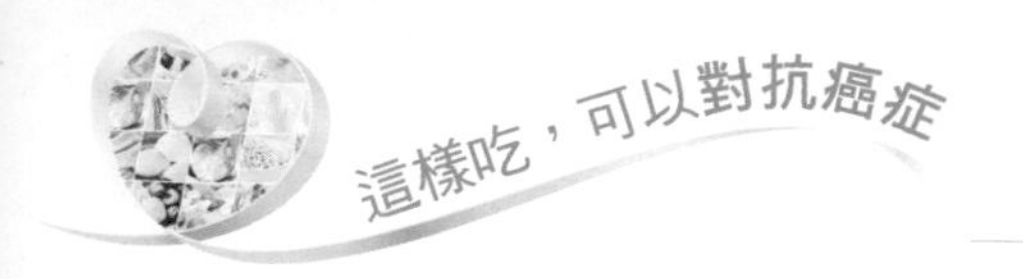


再吃。

6.詢問醫生，做些什麼可以緩解便秘、噁心、疼痛或任何其他副作用。

## 重點：重建肌肉進食指南

1.不要空腹運動：運動完4小時內要吃些東西。運動前進食35克碳水化合物和6克蛋白質。

2.運動時保持充足水分。

3.運動結束後兩小時內（越早越好），進食更多的碳水化合物和蛋白質以補充糖原的儲存（碳水化合物的儲存形式）。運動結束後，蛋白質尤其重要，因其是提供修復肌肉的物質。

## 4.營養補充劑

如果你的營養狀況差、體重丟失很嚴重，可使用營養補充劑。

**1.膳食補充劑**：液體膳食補充劑和膳食替代品在醫院使用已經有幾十年歷史。近年，藥店也有售。有多種不同的特定配方，大多是完整營養產品，如果每天足量補充，你就會滿足100%的營養需求。這些產品便於攜帶、易於購買、口味多樣。

這些補充劑對於改善營養不良和促進體重及力量的恢復，尤其是對於嚴重病例是很有意義的。如果是輕微的營養不良，效果不很明顯，但這些補充劑使得你可以更便捷地增加熱量、蛋白質和營養素。如果你不確定自己是否需要使用營養補充劑以及哪種配方適合你，請諮詢醫院的營養師。要提醒你的是，這些產品可改善味覺疲勞，所以，如果你不能進食正常膳食，你可能需在一段時間內服用它們。

**2.腸內營養**：腸內營養是增加體重、預防營養不良的另一個途徑。

治療結束後的恢復期，管飼可以作為短期的營養支援途徑來提供你必需的營養。例如，頭頸部腫瘤手術後，你可能暫時無法吞嚥，需要進行管飼直到能安全飲食。

如果是短期管飼，需將細小柔韌的營養管通過鼻腔、食管進入胃部，從而進行餵養。置管後，你依舊可進食你能耐受和喜歡的食物，但管飼會提供你所需的營養。隨著營養狀況改善，可很容易地移除營養管，這被稱為鼻胃管。

對於長期管飼來說，營養管可通過胃部的開口插入。置管時，一般需要局部麻醉以鎮痛。營養管末端可置於胃或直接下到消化系統，進入小腸中被稱為空腸的部位。營養管置於胃部，被稱為胃管；進入小腸，被稱為空腸管。

即使有胃管或空腸管，依舊可以自行飲食。記錄你對管飼的耐受情況，以便告知營養師是否有排便問題或其他副作用。營養師會建議你如何調整營養管以提高耐受程度。

**3.食欲相關藥物**：有一些藥物是用來刺激食欲促進體重增加，但不是全有效，同時都有各自的副作用。與醫生或營養師諮詢該類藥物對你可能產生的影響。

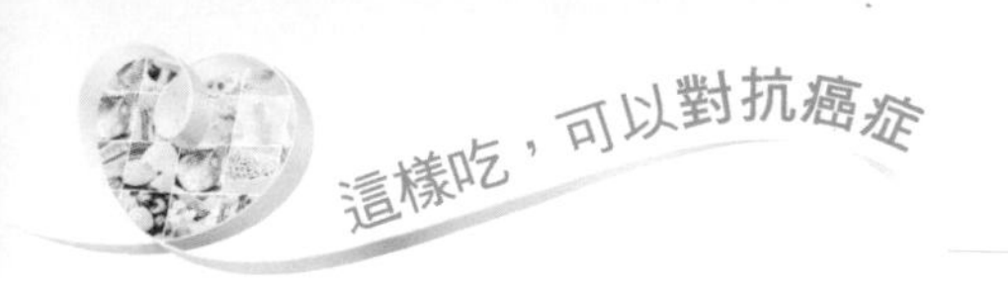


表10：食欲相關藥物

| 藥物或組合 | 描述 | 腫瘤患者驗證結果 |
| --- | --- | --- |
| HMB | 產自亮氨酸（一種氨基酸），可減少肌肉丟失，尚未普遍處方 | 與相關氨基酸組合使用，可增加腫瘤患者肌肉組織，需更多臨床試驗驗證效果 |
| 皮質類固醇 | 用來治療愛滋病患者的厭食和惡液質 | 腫瘤患者禁用，因其可促生長及干擾化療 |
| 屈大麻酚 | 人工大麻酚，用來治療食欲不振以及化療導致嚴重的噁心嘔吐，在其他藥物無法控制這些副作用時使用 | 可改善晚期腫瘤患者的食欲 |
| EPA | 魚油，非處方藥 | 有抗腫瘤和抗惡液質效果，如果EPA太晚使用，臨床驗證結果不明 |
| 胃饑餓素 | 饑餓時胃部產生的促進食神經肽，尚沒有作為食欲刺激藥物應用 | 有些初步動物實驗結果顯示了陽性結果；證據顯示可改善腫瘤患者的熱量攝入，但研究尚未深入到體重變化 |
| 糖皮質激素 | 有抗炎作用，能提高生活品質 | 增加食欲、膳食攝入及幸福感，但不能增加肌肉量，晚期患者應限制在幾周內使用 |
| 甲地孕酮 | 惡液質最常見的食欲刺激劑，合成孕酮在體內產生作用方式與身體自然產生的孕酮激素相同 | 能改善食欲，增加體重。體重增加大部分是體脂肪增加而不是肌肉，不能改善生活品質或運動能力 |

| 藥物或組合 | 描述 | 腫瘤患者驗證結果 |
| --- | --- | --- |
| 米氮平 | 抗抑鬱藥物，用於治療腫瘤相關體重丟失 | 腫瘤患者使用效果尚未被驗證，副作用包括眩暈、視力模糊、鎮定作用、心神不安、口乾、便秘 |
| 沙利度胺 | 因為導致出生缺陷，在20世紀60年代被禁用，目前被當作食欲刺激劑在進行研究 | 部分研究顯示能使患者食欲改善，體重增加，但研究結果不統一 |

*Kumar NB,Kazi A,Smith T,etal,Cancer Cachexia:Traditional therapies and novel molecular mechanism-based approaches to treatment,Curr Treat Options Oncol,2010 Dec;11（3-4）:107-17;Tisdale MJ,Mechanisms of cancer cachexia,Physiol Rev,2009 Apr;89（2）:381-410

## 魚油（EPA）

在上表中的所有食欲刺激藥物中，你可能想最先嘗試的是魚油脂肪酸，副作用小，效果好。EPA不但能減少炎症反應，而且能增加食欲，促進體重增加。大部分研究表明，EPA能穩定腫瘤患者體重並刺激其食欲。對36個在過去3個月內體重丟失5%的腫瘤患者進行了試點研究，患者均給予名為LOVAZA的魚油脂肪酸，之後患者均增加了碳水化合物和脂肪攝入，並維持了蛋白質攝入水準。血液白蛋白上升，活動量增加。已經有證據表明EPA能阻止惡液質腫瘤患者肌肉組織丟失。

**使用EPA 打破惡液質循環的關鍵在於早期使用，不要等到惡液質晚期。魚油配高熱量、高蛋白飲食和適當運動是成功的關鍵。**

EPA存在於多脂魚肉中，以及藥店常見的魚油補充劑中。推薦男性每天攝入1600毫克，女性攝入1100毫克。如是惡液質，可能需要最大劑量EPA，請參見標籤。使用任何補充劑，請先諮詢腫瘤醫護人員。

## 三、厭食

研究表明有30%~50%的放化療患者會出現厭食。常見的厭惡食物包括肉類（尤其是紅肉）、蔬菜、含咖啡因飲料和巧克力。厭食可能持續幾周或幾個月不等。

### 1.繼發性厭食

如果因為治療而噁心嘔吐，在你覺得噁心前就避免食用你平時喜歡的食物。在噁心或嘔吐開始時食用食物會導致後天的食物厭惡，這意味著你會對這些食物失去食欲，因為你記得在噁心前吃了它們。在噁心和嘔吐得到很好控制前，不要進食你喜歡的食物。

### 2.可排除的替代食物

放化療開始前可使用一種稱為可排除的替代食物技巧。在治療前進食某種不健康食物，比如糖果。在放化療開始或感到噁心前吃這些食物，若對它們產生了厭惡，就排除了那些在你食譜中的不健康食物。

# 第四節 便秘

腫瘤治療期間，化療藥物副作用、術後活動量減少以及脫水，會導致便秘。如果結腸內有腫瘤阻斷了糞便通過，這種情況下會發生狹窄或部分梗阻，便秘也會產生。完全腸梗阻是急症，必須立刻就診。對於這兩種便秘的治療方案是截然不同的，所以你需要有針對性的不同醫療護理方案。

## 一、沒有梗阻的便秘

每個人的身體均以其自身的節律運行。如果你排便頻次不如平常那樣，或排便困難，或你感覺糞便沒有排盡，醫生就會認為你可能有便秘。預防便秘，目標是使便量較大，糞便較軟。纖維、液體和運動會幫助你達到這個目標。

### 治療未梗阻便秘指南：

**1.增加膳食纖維攝入**：如果醫生同意，進食高纖維和體積大的食物，如全麥麵包和穀類、水果和蔬菜（生的和帶皮或殼煮熟的），以及乾豆類。逐漸將這些食物添加到你的膳食中，免得脹氣，在目前攝入水準上逐步增加攝入，直到排便正常。

**2.增加液體攝入**：目標是每天2升液體。如果這個目標超出你目前

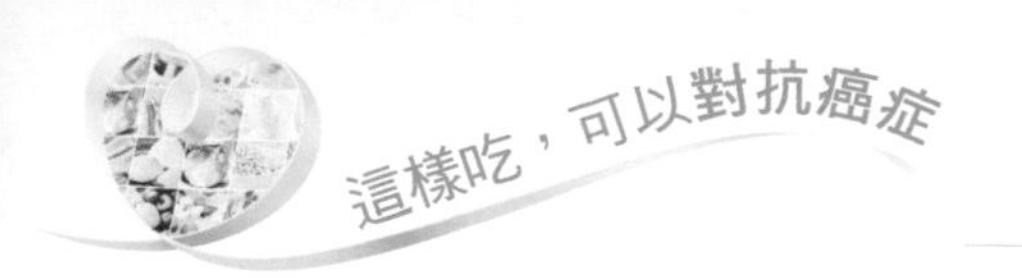



飲用量太多，可根據耐受程度逐步增加到目標量。增加膳食纖維而不增加水分會使便秘更嚴重。嘗試水、西梅汁、暖的果汁、茶和熱檸檬水，一杯熱飲品會有助於刺激腸道運動。

**3.增加活動量**：每天儘量固定時間進食，固定時間排便；早餐要有熱飲和高纖維食物；如果你需要更多的熱量、蛋白和纖維，請營養師為你推薦高熱量高蛋白和含纖維的液體補充劑；限制攝入那些會引起脹氣的飲料和食物；減少你進食時吸入的空氣，儘量不要在就餐時講話，也不要使用吸管喝水。不要咀嚼口香糖和喝碳酸飲料。

**表11：可能引起脹氣的食物**

| 豆子和豌豆 | 牛奶 | 黃瓜 | 鹹菜 |
|---|---|---|---|
| 堅果 | 蘋果、蘋果汁 | 蘆筍 | 辛辣食物 |
| 啤酒 | 玉米 | 芥末 | 花椰菜 |
| 辣椒 | 重乳酪 | 豆角 | 菌類 |
| 白薯 | 菜花 | 菠菜 | 魚類 |
| 甘藍 | 瓜類 | 蛋類 | 洋蔥、韭菜、蔥 |

## 重點：可能導致脹氣的因素

**咀嚼口香糖、攝入液體量不足、飲用碳酸或氣泡飲料、活動量不足、嘴咀嚼食物、進食太多高纖維食物、咀嚼口香糖時進食和吃糖果，用含酒精如麥芽糖酸、甘露醇和木糖醇的飲料（這些產品常標為無糖或不添加糖類的產品）。**

## 1.膳食纖維

膳食纖維通過三個途徑緩解便秘：1.纖維本身增加糞便的重量；2.纖維保留水分，增加了糞便重量使其軟化；3.纖維經腸道細菌發酵，增加了糞便中的有益菌群。可溶性纖維會有助於保水，使得糞便柔軟易於排放，不溶性纖維增加糞便體積，使其通過腸道。增加糞便體積最好使用麥麩。飲食規律和排便規律也會對緩解便秘有所幫助。

表12：膳食纖維參考攝入量

| 年齡 | 女性 | 男性 |
|---|---|---|
| 19~50歲 | 25g/日 | 38g/日 |
| 51歲以上 | 21g/日 | 30g/日 |

大部分食品標籤會告訴你每份的纖維含量，但是不會告訴你其中多少是可溶的、多少是不可溶的。兩者都很重要，所以，請儘量在你的膳食中含有這兩種纖維。

記錄纖維攝入量、液體攝入量、運動量以及排便情況。這會幫助你確定每天你需要多少纖維、水及多大運動量，最後使其規律。喝湯是補充液體和纖維的好方法。如果在這方面需要幫助，可諮詢營養師。

## 2.基於食物和藥物通便劑

增加纖維、液體和運動量是緩解便秘的主要建議，但是很多植物食品，如棗、無花果、李子等，也有特別的效用。

富含膳食纖維的食物：全麩穀物，黑豆、煮熟或罐裝的豆子，深

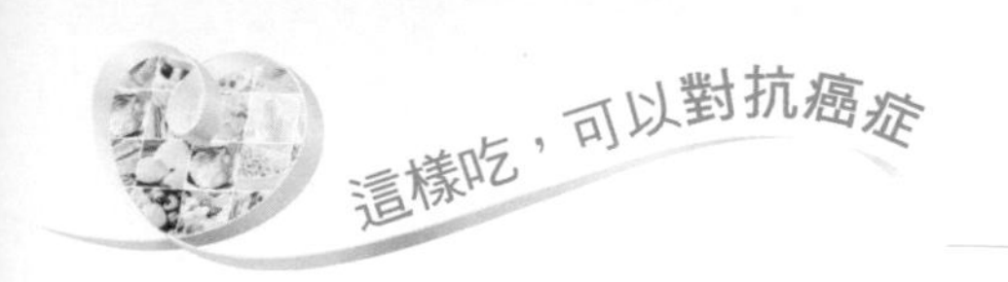


紅色、煮熟的腰果，煮熟去殼的毛豆，煮熟的綠豆，帶皮梨子，芒果，煮熟的豌豆，去殼葵花籽，麵包或發芽穀物，100% 天然麥麩，帶皮蘋果，研磨過的亞麻籽，奇異果，熟的蔬菜拼盤，烤花生，即食燕麥片，香蕉，熟玉米、胡蘿蔔或花椰菜，乾棗，爆米花等。

### 3.通便劑

有不同種類的藥物用於治療便秘。通便劑包括填充劑、發酵纖維、軟便劑、興奮劑、瀉藥、滲透劑、以及灌腸劑。他們均被稱為通便劑，但是效用各不相同。通便劑的使用，應在醫生指導下進行。

**1.填充劑：**這種通便劑含有可溶性纖維，通常是車前草或麩類，例如美達施。該類用藥必須伴有水分或其他液體。它們形成可溶性纖維和水的膠化體來使糞便增量並軟化。軟化的糞便易於排出。需要12~72小時發揮藥效。

**2.發酵纖維：**纖維補充劑可由菊粉和低聚果糖製成。它們由腸道細菌發酵，通過增加細菌群增加糞便體積。

**3.軟便劑：**這些藥物使糞便中有了更多水分和脂肪，使其軟化易於排出，如多庫脂納。需要12~72小時發揮藥效。

**4.興奮劑：**該類藥物刺激神經系統以促進腸蠕動，從而促進排便，包括番瀉葉、龍舌蘭等。

**5.潤滑劑：**糞便中加入礦物油使其更易於通過腸道。潤滑油需要6~8小時發揮藥效。它們會導致藥物依賴，因此不要長時間使用。

**6.滲透劑：**這種藥物通過滲透將液體吸入腸道，從而增加了糞便中的液體含量。乳果糖和檸檬酸鎂均是滲透劑，30分鐘~6小時發揮藥效。

**7.灌腸劑**：將液體注入腸道以刺激腸蠕動加快。需保守使用，因其可能導致更嚴重的便秘。

## 二、伴有腸梗阻的便秘

如果便秘是腫瘤組織導致的，你必須遵循低膳食纖維或低殘渣膳食醫囑。不能進食高纖維膳食。是否限制膳食纖維攝入，要依據腫瘤大小及位置而有所變化。

以細嚼慢嚥的方式進食，因為進食過快會導致消化不良，從而出現糞便滯留，導致便秘。每天的早餐用固體食物，晚餐用液體及軟食。禁食咖啡、酒精及填充性通便劑。

### 纖維禁忌：

**1.低纖維膳食**：每份餐中的纖維含量不能超過2克。

**2.極低量纖維膳食**：禁食所有全穀物、水果、蔬菜、堅果、種籽類和豆類。可飲用果汁，李子汁除外。

**3.流食**：僅能進食流食，禁固體食物。

**4.NPO**：完全腸梗阻時，需要管飼或腸外營養，此時的膳食醫囑為NPO——拉丁語中不經口飲食的縮寫。

## 三、推薦食譜

### 杏仁粥

做法：糙米25克、杏仁5~8顆，一同煮粥。

功效：糙米加工程度低，保存的糊精多，營養價值高，同時纖維素高，通便好。杏仁有止咳平喘、潤腸通便功能，對肺癌伴發的便秘尤其療效好。

### 甘藷粥

做法：小米15克、甘藷50克，一同煮粥。

功效：甘藷含較多的抗性澱粉，生血糖緩慢，抗性澱粉在腸道內吸收水分，增加糞便的體積，促進排便。

# 第五節 抑鬱

抑鬱可以在腫瘤診斷期、治療期、恢復期的任何時候發生，它會影響到腫瘤患者或護理人員。

美國癌症研究所是這樣描述腫瘤和抑鬱之間關係的：「當你或你愛的人開始治療時，你可能會發現自己處於情緒不穩定期。治癒的期望、每次成功的喜悅和恢復正常生活的決心，與治療失敗時的恐懼、活動受限的苦惱以及當治療對外貌有負面影響時的憂傷，這些情緒交替發生。有時，化療、放療、手術等會引起不適的副作用，也會導致易怒和抑鬱。」

## 管理抑鬱指南

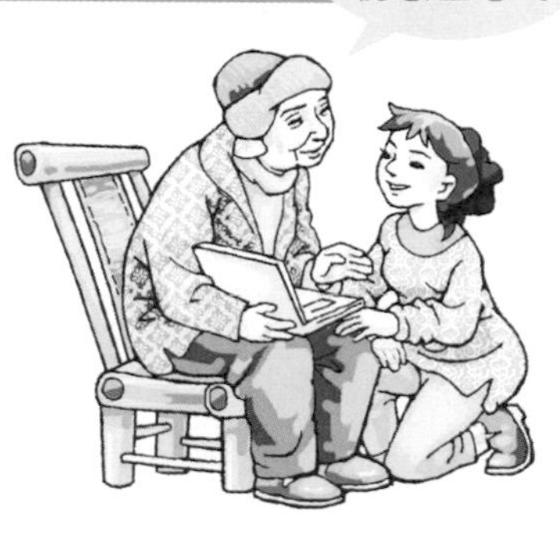


美國癌症研究所建議如下：

**1.善待自己**：不要因為任何情緒而對自己發怒，這些情緒都是正常反應。

**2.學會傾訴**：向你信任的家人或朋友傾訴你的恐懼，這樣能緩解焦慮。

**3.尋求幫助**：諮詢關於腫瘤及其治療的相關資訊，並在需要時請求家人、朋友和醫生的幫助。

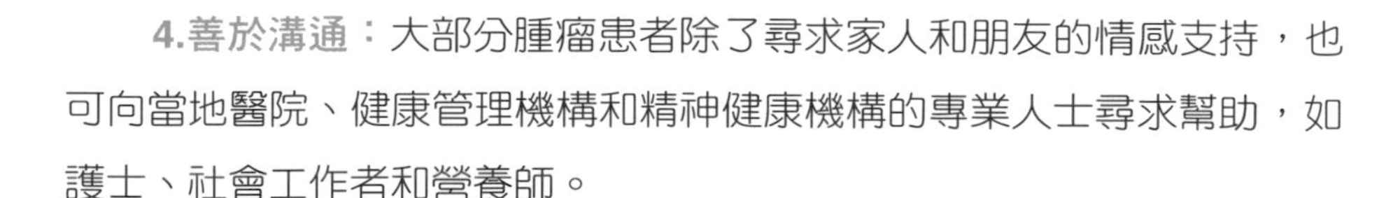

**4.善於溝通**：大部分腫瘤患者除了尋求家人和朋友的情感支持，也可向當地醫院、健康管理機構和精神健康機構的專業人士尋求幫助，如護士、社會工作者和營養師。

**5.照顧自己**：用活動充實你的每一天，但是不要超出你的體能。當生活被休息、營養膳食、休閒娛樂和有意義的工作充滿時，你會很容易感到充滿了希望。

**6.獲取資訊**：通常，你所想像的事物比現實更讓你恐懼。閱讀從可信管道獲取的相關資訊，如國家抗癌協會和美國癌症研究所的相關資訊。

**7.積極活躍**：對自己的健康負責，並提供有效的醫護資訊。

## 一、食物與情緒

你可能會懷疑，情緒和營養之間怎麼會有聯繫？但是，對膳食做特別調整的確有助於穩定情緒。

## 二、控制血糖

控制血糖波動有助於平衡胰島素和胰高血糖素的水準，也有助於大腦神經遞質5-羥色胺的水準穩定。以下的小策略可幫助你限制血糖波動：

1.所有正餐及加餐中均選擇升糖指數低的碳水化合物，並將碳水化合物與蛋白質相結合。

2.降低糖類的攝入，如汽水、糖以及其他糖製品。如果實在想吃，請在飯後食用，不要空腹食用。這樣，它們對血糖的影響比較小。

3.少食多餐，餐點間隔不要超過4小時。

## 三、n-3脂肪酸

有證據表明，n-3脂肪酸中的DHA和EPA對情緒有積極的影響。DHA和EPA有幾種食物來源，如冷水魚，像是鮭魚、刀魚、青魚、小銀魚、沙丁魚。n-3也存在於某些強化產品中，如n-3雞蛋。不同形式的植物性來源也同樣有用，這種n-3存在於亞麻籽、胡桃、葵花籽和豆油中。更多的關於n-3脂肪的信息請諮詢營養師。

## 四、B族維生素

有證據顯示，有些B族維生素，如葉酸、$B_{12}$和$B_6$，有助於改善情緒。葉酸（合成）存在於強化的全麥早餐穀物中，葉酸（天然）存在於小扁豆、黑眼豌豆、黃豆、燕麥、芥菜、甜菜、花椰菜、葵花籽、小麥胚芽和柳丁中。維生素$B_{12}$存在於甲殼類、野生鮭魚（新鮮的或罐裝的）、強化全麥早餐穀物、瘦牛肉、低脂奶和蛋中。維生素$B_6$存在於魚肉、牛肝、肉、豬肉、全麥、堅果、豌豆和乾的豆子及小扁豆中。

## 五、維生素D

維生素D能改善情緒，尤其是在冬天你無法從陽光中獲取足夠的紫外線以合成充足的維生素D而感到情緒低落時。因為富含維生素D的食物有限，日常補充維生素D是有益的。據估計，美國人每天從膳食中獲取的維生素D為200IU，而加拿大人則為300IU。2010年底最新發佈的北美公共健康的推薦是9~70歲的兒童和成人每天需要600IU，70歲以上成人需要800IU。耐受上限是每天4000IU。你從膳食及補充品中獲取的量不應超過這個限制。有證據表明，每天10000IU或以上的量是有害的。

腦內啡能刺激身體的本能情緒，而運動是釋放腦內啡的有效途徑。睡眠也很重要，如果睡眠品質不好，應告知腫瘤護理人員以獲得幫助。自然醒來，與寵物待在一起，或找一個你可以傾訴的人待在一起，都是排除抑鬱計畫的部分內容。但是更好的調節情緒的方法是膳食、運動、交流和藥物的綜合方案。

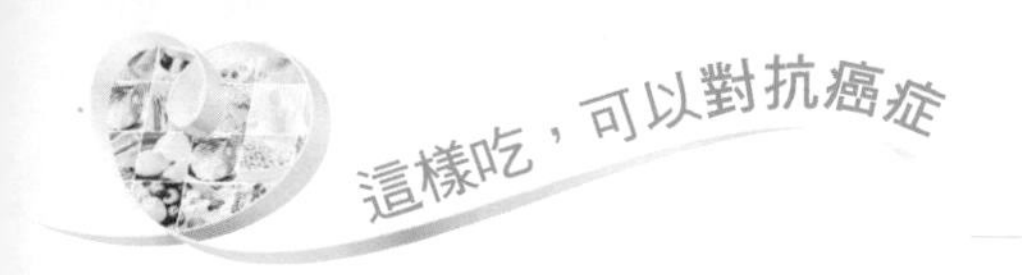


# 第六節 腹瀉

腫瘤治療過程中化療藥物副作用、腹部放療、某些手術、藥物、感染、或食物不耐受會導致腹瀉。約20%的患者在治療期間服用抗生素會有腹瀉，80%腹部放療會導致放射性腸炎和結腸炎。

## 一、腹瀉原因

儘量確定腹瀉原因，以便服用適當的藥物予以治療：

**1.免疫系統障礙**：腫瘤治療期間免疫系統會受損，這會使你處於源自食物或水污染的細菌感染以及病毒感染或寄生蟲感染的高風險中。這就是為什麼衛生及食品安全如此重要。

**2.食物過敏或不耐受**：這也是腹瀉的原因，但常是先期發生，不是因腫瘤而產生的，儘管腫瘤的壓力可能會加重這種先期的不耐受。

**3.焦慮**：焦慮會有多種症狀，其一就是腹瀉。

## 二、腹瀉的治療

腫瘤患者腹瀉時的膳食原則同於其他原因的腹瀉。

**1.食物中的有益菌**：一些食物產品中的細菌經證明對腹瀉有幫助，但不是所有益生菌都對腹瀉有幫助。

**2.補充劑中的有益菌**：你也可以考慮膠囊或粉劑的益生菌補充劑，

可從藥店或健康食品商店購買。報告稱益生菌補充劑可治療或協助治療兩種類型的腹瀉——抗生素相關的及感染型腹瀉。

### 膳食治療腹瀉指南

1.確保補充腹瀉中丟失的水分和電解質。日間飲用大量清淡的不含碳酸的液體，每天2~2.5升，宜啜飲液體而不是狂飲。最好的液體是水、清茶、肉湯、稀釋果汁、運動飲料、商業化生產的電解質補充飲料或自製的電解質補充飲料。飲用室溫的水，這可能比飲用熱的或冷的飲料更容易。

2.少食多餐。選擇那些有助於增加排便的食物，包括：白米飯、粗糧饅頭、燕麥麩皮麵包，同時要確保選擇的食物不會加劇腹瀉。推薦低脂、低香料蛋白食物，如蛋類、去皮雞肉和瘦魚肉。每日限制2杯牛奶或乳製品，優酪乳也可以。

3.用低纖維食物，如以白麵包、白米、蘇打餅乾和煮熟的去皮馬鈴薯替代高纖維食物。

4.避免生的水果和蔬菜，熟香蕉除外。煮熟的水果是可以的。避免攝食會導致脹氣的飲料和食物，如碳酸飲料、脹氣蔬菜和咀嚼口香糖。

## 三、乳糖不耐受

乳糖是天然存在於奶和乳製品中的糖。乳糖要在小腸中被消化吸收，需要乳糖酶。這種酶會因頻繁的腹瀉發作而被排出，使得腸道暫時對乳糖不耐受。

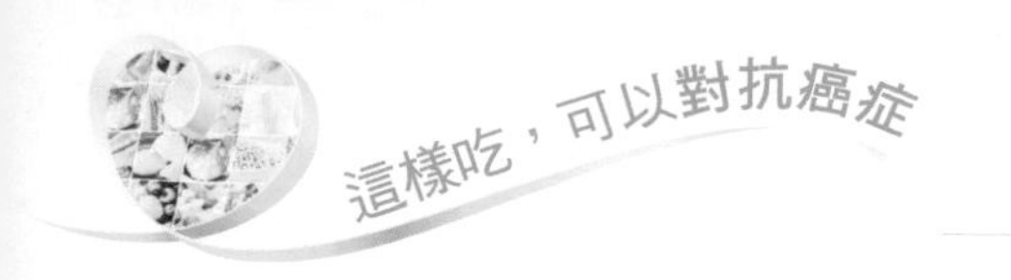


如果乳糖無法在小腸中被消化，會繼續進入大腸（結腸），大腸中細菌開始對其進行發酵。發酵的附帶產物是氣體。另外，結腸內的高糖內容物會在結腸中吸收水分以助於糖的稀釋。這種液體和氣體使你覺得脹氣不舒服，會導致腹瀉嚴重。

進食了乳糖之後很快或幾個小時內就會產生症狀，症狀從輕微到嚴重不等，取決於體內乳糖酶的量以及所進食乳糖的量。

## 管理乳糖不耐受指南

1.如果你懷疑因藥物或腹瀉，可能發生暫時的乳糖不耐受，應避免乳糖含量高的牛奶和乳製品。很多有乳糖不耐受的人會耐受膳食中的小量乳糖，所以，更加嚴格的治療方案常常是沒有必要的。

2.努力將乳糖攝入量控制在出現症狀的上限之下。對於嚴重的乳糖不耐受患者，這個上限可能是3克/天，對於輕微的乳糖不耐受患者來說，可能是12克/天。這個量應分散到一整天食用，而不是一次食用。

3.除了要限制膳食中乳糖的量，也可考慮服用丸劑的乳糖酶。這是在大部分藥店有售的非處方藥。你也可以購買滴劑，這樣可加入到奶中。低乳糖牛奶在大部分超市有售。這種牛奶用乳糖酶做過處理，不含乳糖，但是含有葡萄糖和半乳糖。它比正常牛奶要甜，但是糖含量卻不高，只是常規牛奶的另一種形式。

這僅是一段時間的膳食安排，一旦排便恢復正常，各種形式的纖維，包括全麥和新鮮水果、蔬菜，應根據耐受程度逐步恢復添加。

### 表13：普通食物的乳糖含量

| 食物或飲料 | 每份 | 乳糖量（g） |
|---|---|---|
| 牛奶（全奶、低脂或脫脂）或酪乳 | 1杯（250ml） | 12 |
| 無脂乳片 | 1/3杯（75ml） | 12 |
| 羊奶 | 1杯（250ml） | 11 |
| 原味優酪乳（低脂） | 1杯（250ml） | 8 |
| 冰淇淋 | 1/2杯（125ml） | 5 |
| 水果口味的優酪乳（低脂） | 1杯（250ml） | 4~5 |
| 濃縮奶（全奶） | 2湯匙（30ml） | 4 |
| 酸乳酪 | 2湯匙（30ml） | 1 |

* Jean LaMantia,RD with Dr.Neil Berinstein,MD.The Cancer Treatment Nutrition Guide & Cookbook〔M〕.Canada:Robert Rose Inc. 2012:64

### 表14：腹瀉時禁食和可食用的食物

| | 可食用的食物 | 可能導致問題的食物 |
|---|---|---|
| 高蛋白 | 牛肉、豬肉、雞肉、火雞肉、小牛肉、魚肉；蛋類、乳酪、優酪乳 | 炸肉、肥肉塊及帶骨肉；除乳酪或優酪乳以外的乳製品 |
| 麵包、穀物、大米和義大利麵 | 由精製白麵製成的麵包、饅頭、花卷、麵條/片 | 全穀物麵包和穀物，如全穀物燕麥和黑麥；脫麩小麥、燕麥卷、野生稻米 |
| 水果和蔬菜 | 用下述蔬菜製成的湯：煮熟的蘆筍尖、甜菜根、胡蘿蔔、去皮西葫蘆、蘑菇；番茄醬、番茄糊；新鮮水果 | 新鮮的、未去皮的水果；梨；瓜類等 |
| 飲料、甜品和其他食物 | 沙拉醬、蔬菜油；蛋糕、餅乾、甜品、果凍；脫咖啡因飲料 | 含有堅果、椰果、水果乾的甜品；巧克力、甘草汁；泡菜；爆米花；辛辣食物 |

*節選自Eldridge B,and Hamilton KK,Editors,Management of Nutrition Impact Symptoms in Cancer and Educational Handouts.Chicago,I:American Dietetic Association;2004

## 四、推薦食譜

### 栗子燒白菜

栗子、白菜各200克，栗子煮熟，白菜切條，鍋中放油蔥、薑燒熱放雞湯。料酒、味精調好味後，放入白菜、栗子煨熟勾芡即可。

### 蓮子粥

蓮子粉50克與粳米120克同煮粥。

# 第七節 口乾

放療或口腔癌手術後，口乾很常見。如同其他藥物一樣，化療也會導致口乾。口乾也可因唾液腺體受損所致。口腔能產生唾液的有三個主要腺體和數百個小腺體。放療導致大部分腺體受損。放療後，唾液流量會降低95%，也可能在五周內完全停止。

## 一、症狀

口乾使進食非常困難，因為你會感覺食物太乾而無法下嚥，因為口腔中唾液缺乏，牙齒會更容易有蛀牙和去礦物質化，甚至會影響到說話。口乾的其他症狀包括口臭、口腔疼痛、嘴角破裂、口腔發紅、起泡、口腔潰瘍、舌頭呈卵石狀、進食乾的或辛辣食物困難、夜間會因口乾而醒來、味覺降低、吞嚥困難以及嘴唇乾燥。

## 二、口乾時的膳食調理指南

1.小口細嚼，進食冷藏或室溫下柔軟的濕潤食物。嘗試水果和蔬菜、煮得嫩嫩的雞肉和魚肉、精加工的穀類、冰棒、冰沙和混合沙拉。避免容易黏在上顎的食物，如花生醬或軟麵包；食物中加入黃油、花生醬、肉湯、優酪乳、牛奶和水，以使其濕潤；將乾的食物蘸或浸入液體。

2.隨時啜飲水，每天飲用8~10杯液體，外出時記得隨身攜帶水瓶。大量飲水有助於唾液變稀。

3.咀嚼不含糖的口香糖以刺激唾液分泌。可試試檸檬糖。

4.保持口腔清潔。餐前餐後用淡水或溫和的漱口水（用1千毫升水、1茶匙鹽和1茶匙小蘇打水製成，用前搖勻）漱口。最好使用軟毛牙刷輕柔地刷舌。詢問醫生，是否可以使用牙線。

5.避免使用商業化的漱口水、酒精或酸性飲料和煙草。

6.限制咖啡因飲料，如咖啡、茶、巧克力和可樂。

7.啜飲蘇打水以減輕唾液黏稠。

8.限制過鹹和辛辣食物。

9.使用涼爽濕潤的加濕器來加濕房間空氣，尤其是在夜間。（確保加濕器潔淨，避免在空氣中傳播細菌或黴菌）

10.新鮮的鳳梨會讓你的唾液變稀薄，但是只能在你的口腔不苦的情況下嘗試。

11.如果你的唾液腺體因為手術被移除或因放療而受損，唾液替代品很有用。這些產品會保持口腔中的水分。

12.使用營養補充劑，如液體膳食替代品可能會有用。詳細需要諮詢醫師和營養師。

13.多吃水果等生津食物，必要時可含藥片，如草珊瑚含片、華素片、薄荷潤喉片。

14.白蘿蔔和梨煮水喝：白蘿蔔有健胃消食、化痰止咳、利尿解毒作用，梨能養陰清熱，潤肺止咳。特別是腫瘤病人放療治療過程中出現咽炎、放射性肺炎，食欲減退、大便乾燥時飲用更好。

美國癌症協會為口乾和口腔潰瘍推薦的口腔清潔方法：1茶匙（5毫升）蘇打水+1茶匙（5毫升）鹽混入1千毫升水中。

**表15：口乾時可食用和不可食用的食物**

| | 可食用 | 可能出問題的食物 |
|---|---|---|
| 高蛋白 | 調味醬或肉汁中的肉類、禽類、魚類湯、燉湯 | 沒有調味醬的肉乾、禽類和魚類 |
| 麵包、穀類、大米、義大利麵 | 軟饅頭、花卷、麵條；溫粥、加奶粥；肉湯、調味醬、肉汁和牛奶泡米飯 | 麵包乾、麵包卷、炸醬麵、大米、椒鹽餅乾、炸薯條、穀類 |
| 水果和蔬菜 | 富含水分的罐裝/新鮮水果，如柳丁和桃子；拌有調味醬的蔬菜 | 香蕉、乾的水果和蔬菜，除非是在調味醬中或是有很濕潤的成分 |

| | 可食用 | 可能出問題的食物 |
| --- | --- | --- |
| 飲料、甜點和其他食物 | 蘇打水、含檸檬的熱茶、水果汁、稀釋果汁、運動飲料；商業化的液體營養補充劑；自製奶昔、冰沙 | 餅乾、蛋糕、派 |

*節選自Eldridge B,and Hamilton KK,Editors,Management of Nutrition Impact Symptoms in Cancer and Educational Handouts. Chicago，IL：American Dietetic Association；2004

## 三、藥物

為治療腫瘤治療期的口乾，研發的藥物有氨磷汀、木糖醇。

## 四、牙齒保健

腫瘤治療前、期間及之後均要保護牙齒。

### 1.治療前

治療開始前，如果可以的話，每個月看一次牙醫，尤其是你要開始對頭頸部的放療或化療。牙醫會檢查任何潛在的牙齒感染，而這些感染會延遲或使治療打折扣。

如果你需要拔牙，要在治療所需的模子確定前完成，這樣你的面部輪廓不會改變。放療前拔掉感染的牙齒，可預防可能發生的放射性骨壞死。拔牙後，至少休息二周再開始腫瘤治療。

牙齒要防蛀，應在腫瘤治療前使用氟化物。治療前進行徹底的洗牙和打磨，以減少齒齦炎，會有助於保持口腔健康。

### 2.治療期間

化療期間不能處理牙齒問題，除非絕對必要。如果白血球計數很低，你可能有口腔感染的風險。

### 3.治療結束後

腫瘤治療會使你將來處於蛀牙的高風險中。結束治療後，安排時間去看牙醫，以得到更加嚴格的預防指示。頭頸部放療結束後6個月內，醫生可能會建議你每4~6周去看牙科醫生以檢查和評估牙齒。除了用含氟化物的牙膏刷牙，也可能會推薦含氟凝膠。如果牙齦出血，使用軟毛牙刷、熱水泡軟，避免用牙線觸及出血位置。

## 第八節 乏力

腫瘤患者很常見的抱怨是乏力。腫瘤本身會導致乏力，手術、化療尤其是放療也會導致乏力。一般來講，放療區域越大，乏力就越嚴重。

### 一、建議

告訴醫生或護士你有乏力症狀。如果有醫學上的原因，可能有對應的處理方法。你的醫生或護士也會幫你找到有助於改善乏力感的自我護理措施。

將你的活動進行優先排序，在體力最好的時候做最重要的事情。嘗試一些簡單的短時間活動，不要勉強自己做那些你控制不了的活動。

如果可以的話，短距離散步或進行常規活動。研究表明，適度運動能減輕腫瘤相關的無力。良好的營養，包括碳水化合物和蛋白質平衡膳食，結合規律的活動及良好睡眠，有助於維持腫瘤治療期間的精力。

確保得到充足休息。每天有3~4次小憩或簡短的休息，而不是長時間休息。實施每日計畫時要包含休息時間，休息時可在舒服的椅子上讀一本好看的書，或與朋友一起聽喜歡的音樂。儘量平衡休息和活動時間，以不干擾夜間的睡眠。

壓力會讓乏力更嚴重。請醫生為你推薦最適合的膳食營養師，並向你的醫生和親友諮詢壓力管理的相關資訊。

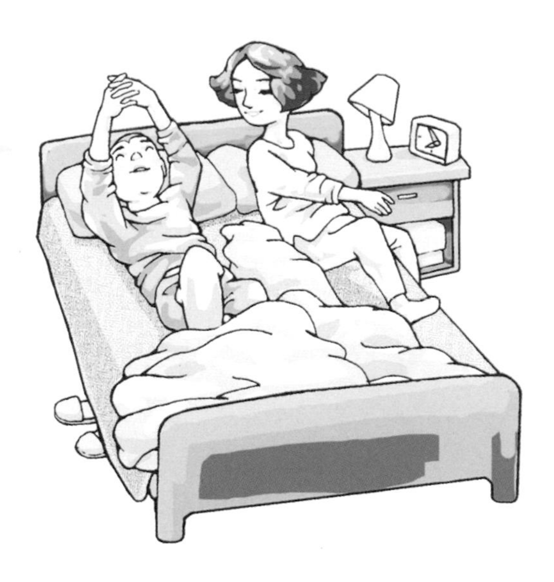

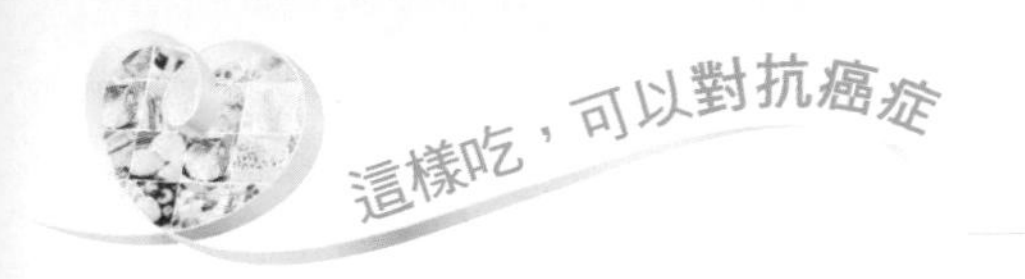


## 二、乏力時飲食調理指南

1.不要錯過正常餐食。保持規律的用餐時間對於維持能量水準很重要。即使放療只持續30秒，從你出發到醫院再返回家中，可能會花掉你一天中最好的時間。可能會干擾你至少一頓正餐或一頓加餐。化療也是同樣的，但治療時間更長。

2.做好準備，隨身攜帶健康且方便攜帶的餐點。儘管不推薦在外就餐，但如果等到回家再吃，可能會使你的營養狀況受影響，就應該找一處衛生可靠的地點用餐。很多腫瘤治療會持續數月，如果你的營養狀況在整個治療期間都不好，可能會增加乏力感。

3.平衡正餐和加餐中碳水化合物和蛋白質的攝入。這有助於控制血糖水準的波動，進而有助於維持能量。健康的碳水化合物包括：水果、穀物、澱粉、牛奶和優酪乳。蛋白質包括：堅果、種籽類、蛋類、芝士、肉類、魚肉、豬肉、牛奶、優酪乳、豆腐、豆漿和蛋白粉。舉例來說，如在加餐時進食水果佐堅果；也可單獨食用優酪乳，因它既含有碳水化合物，又含有蛋白。

4.飲用大量液體。脫水會讓無力感更嚴重。確保每天飲用至少8杯液體。如果你的體重在降低，確保將那些包含熱量的液體，如果汁或牛奶計算在內。

5.不要食用含糖食物。這些食物會讓你快速增長能量，但是消竭後，你會覺得更加疲憊。

6.確保滿足基礎熱量需求。

7.還沒有跟醫生或護士溝通前，不要大量攝入維生素或礦物質。一些膳食補充劑會干擾腫瘤治療，一些補充劑的大劑量服用會產生有害作用。

表16：碳水化合物—蛋白質均衡搭配

| 碳水化合物 | 蛋白質 |
|---|---|
| 全麥餅乾 | 乳酪 |
| 粥 | 蛋白粉 |
| 水果 | 芝士 |
| 全麥麵包 | 鮪魚 |

## 第九節 口腔或咽喉疼痛或潰瘍

一些腫瘤患者可能有口腔潰瘍或咽喉潰瘍，這常是由某種化療藥物和頭頸部放療引起的。如果你有這些問題，吃柔軟的、清淡的食物以及微溫的或涼爽的食物能起到安慰作用。另一方面，粗糙的、乾的或刺癢的食物會讓你感覺更糟。你也可能發現酸的、鹹的或酸性水果和果汁，酒精和辛辣食物有刺激性。

定期用鹽和蘇打水溶液（1茶匙小蘇打水和1茶匙鹽溶於1千毫升水中）清洗口腔，這有助於預防感染並使你的口腔潰瘍好轉。用這種混合液體漱口會緩解咽喉潰瘍。

## 一、咽喉疼痛怎麼辦

1.避免酸的、鹹的、醃製的及醋泡的食物，避免含番茄的食物及一些罐裝肉湯。

2.避免質地堅硬的食物，如吐司、鹹餅乾、饅頭、薯條、堅果及生水果和蔬菜。

3.選擇有安慰作用的溫和的或涼爽的食物。過熱的食物會引起不舒服。嘗試冷凍的水果，吮吸冷凍的水果冰棒、水果冰。

表17：咽喉潰瘍時可以吃和不可以吃的食物

| | 可以食用 | 會出問題的食物 |
|---|---|---|
| 高蛋白 | 柔軟清淡的食物和穀類，如雞肉和大米；碎肉、小肉丸子；奶油濃湯；牛奶和奶昔；蒸煮魚片 | 辛辣食物，如義大利麵、炸玉米餅、辣椒、成塊的肉 |
| 麵包、穀類、大米和義大利麵 | 麵包/饅頭蘸牛奶，只要能耐受；白粥 | 鹹餅乾、外皮堅硬的麵包、鹹麵包卷 |
| 水果和蔬菜 | 柔軟的、不酸的水果和蔬菜，蔬菜最好是煮的而不是炒的 | 柑橘類水果和生蔬菜 |
| 飲料、甜點和其他食物 | 非酸性果汁，如蘋果汁和梨汁；脫咖啡因的咖啡、茶和軟飲料；不含巧克力的蛋塔、蛋糕和餅乾（根據耐受程度）；冰淇淋、果凍 | 柑橘類果汁（葡萄汁、橙汁、檸檬汁）、番茄汁；含咖啡因的飲料、酒精；巧克力甜點；泡菜、食醋、調味料；薯條、椒鹽餅乾、爆米花、炸薯條 |

*節選自Eldridge B,and Hamilton KK,Editors,Management of Nutrition Impact Symptoms in Cancer and Educational Handouts. Chicago,IL:American Dietetic Association；2004

4.遠離酒精、咖啡因和煙草。

5.遠離刺激性香料，如辣椒粉、丁香、咖哩粉、辣椒醬、肉豆蔻和辣椒。

6.食用柔軟、含乳脂的食物如奶油濃湯、柔軟濕潤的蛋糕、馬鈴薯泥、優酪乳、蛋類、蛋羹、燕麥粥和罐裝的液體食物補充劑。

7.將乾的或堅硬的食物混入到湯或調味醬、肉汁和粥類加濕後食用。

8.避免使用含酒精的漱口水（這會引起灼熱感）。

9.用攪拌機將食物打碎或液化，以使其更容易吞嚥。

## 二、口腔潰瘍時怎麼辦

1.食用軟的清淡食物。

2.用攪拌機將食物打碎或液體化，以使其易於吞嚥。

3.食物應晾涼或微溫，而不是熱的，減少對口腔的刺激。

4.頭部向後傾，使食物和液體進入咽喉後部以便吞嚥。

5.使用吸管飲水以避開口腔潰瘍處。

6.避免食用刺激性香料、調味料和佐料，如辣椒、辣椒粉、丁香、肉豆蔻、洋蔥汁、辣椒醬和芥末。

7.避免食用堅硬的、乾燥的或粗糙的食物。

8.食用高蛋白、高熱量食物以促進癒合。

9.尋找那些不含檸檬酸的優酪乳。

10.避免酒精、碳酸飲料和煙草。

常清潔口腔，用小蘇打水和鹽製成的漱口水（用1千毫升水、1茶匙小蘇打水和1茶匙鹽製成，用前搖勻），以使你口腔清潔，並使你感覺更舒服一些。

不要使用商業漱口水，因為這些產品含有酒精，有刺激性。如果發現舌或咽喉中有白色斑點，你可能有了一種被稱為鵝口瘡或念珠菌病的酵母菌感染，可用抗真菌藥物進行治療。

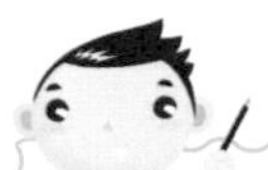

## 專題講解：口服冷凍療法

這種療法是在化療前以及化療後每隔30分鐘將冰塊含在口中。該療法被認為可有助於收縮口腔中的血管，由此減少它們在化療藥物下的暴露。

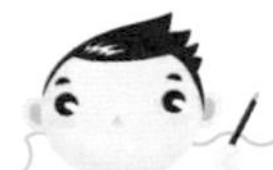

## 專題講解：谷氨酸鹽療法

谷氨醯胺是一種氨基酸，有證據表明對治療口腔潰瘍有用。有些研究用的是口服谷氨醯胺，有些則用谷氨醯胺來漱口後吞嚥。與醫師諮詢谷氨醯胺對你是否合適。

表18：口腔潰瘍時可以吃及不可以吃的食物

| | 可以食用 | 會導致問題的食物 |
|---|---|---|
| 高蛋白 | 打碎的、切碎的或混合的肉類、禽肉類或魚類；蛋類、豆類拼盤；奶昔、優酪乳和商業生產的液體營養補充劑 | 全肉、禽類或魚類、肉乾 |
| 麵包、穀類、大米和義大利麵 | 濕麵包；粥；湯麵和加調味醬的軟米飯 | 乾吐司、硬麵包卷、乾的鹹餅乾、鬆餅 |
| 水果和蔬菜 | 煮熟的水果和蔬菜 | 新鮮的水果和蔬菜（除非是熟透的、柔軟的並且多汁，如蘋果醬、香蕉和西瓜）；柑橘類水果、鳳梨和其他酸性水果；醃製水果；生的和醃製的蔬菜；番茄 |
| 飲料、甜點和其他食物 | 水果汁 | 碳酸飲料；餅乾和蛋糕，除非泡在牛奶中脆的小點心，如椒鹽餅乾和薯條；醋；調味品，如辣椒、辣椒醬、辣椒粉、丁香、肉豆蔻、洋蔥汁 |

*節選自Eldridge B,and Hamilton KK,Editors,Management of Nutrition Impact Symptoms in Cancer and Educational Handouts. Chicago,IL：American Dietetic Association；2004

# 第十節 噁心

很多文獻證明，噁心是化療副作用之一，但是放療、手術或腫瘤本身也會引起噁心。噁心也與消化道梗阻、肝臟轉移瘤、胃手術、腦腫瘤以及焦慮相關。它對營養有直接作用。如果噁心嚴重，進食會很困難。很長一段時間不進食，體重會降低，而這又會使你的免疫系統變弱。

## 一、噁心的類型

噁心有不同種類，根據其發生時間而進行劃分。預期的噁心指的是在接受化療前即發生的；這是一種對化療的習慣性反應，進行四期化療的患者中30%會有；如果預期會有噁心，不能使用藥物治療，行為療法如放鬆會更有效。第二種是即時噁心，發生在治療之後的24小時內。第三種是延遲噁心，也被稱為化療後噁心，通常發生在化療後的24小時以後的更長時間。

如果感到噁心或嘔吐，務必要告知醫生或護士，有些藥物會有所幫助。這些藥物應規律服用，或每12小時遵醫囑服用。如果某種藥物無效，醫生或護士會推薦另外一種。可能需要幾次嘗試才能找到最適合你的藥物。

## 二、治療方案

依據噁心的類型，治療方法有所不同。

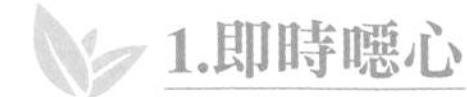

### 1.即時噁心

即時噁心有很多有效藥物可治療。腫瘤團隊會跟你一起決定最好的藥物。根據化療方案，你可能會在第一次治療前就服用抗噁心藥物。在噁心沒有得到很好的控制時，務必與團隊溝通。

### 2.預期和延遲的噁心

對於預期和延遲噁心的治療，經驗證下述方法是有效的：

1.針灸和針壓。

2.進展性肌肉放鬆訓練加冥想或想像。

3.呼吸新鮮空氣、放鬆肌肉、待在無光線的房間、冷毛巾敷臉、寬鬆著裝、嗅新鮮檸檬的香氣。

4.服用抗焦慮藥物，如低劑量的阿普唑侖（xanax）和氯羥去甲安定。

5.飲食調理。

## 三、噁心時飲食調理指南

1.持續補水，經常啜飲清澈的液體以防止脫水。清澈液體包括清肉湯、運動飲料、水、果汁、冰棒。如果脫水，噁心情形會更嚴重，也會

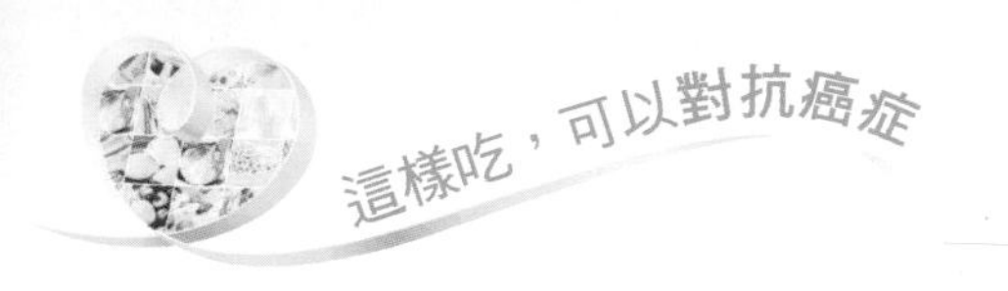


導致其他問題，如便秘。另外，脫水會使護士很難進行靜脈注射。

2.全天少食多餐，每天6~8次加餐或小份餐，而不是3次大餐；胃部空空會讓噁心更嚴重。

3.嘗試乾的食物，如鹹餅乾、吐司麵包、乾的穀類食物、椒鹽餅乾，將這些食物與水交替進食。治療計畫期間，嘗試清淡的、柔軟的、易於消化的食物，如雞肉麵條湯伴蘇打餅乾，與大餐相比，會讓你的胃部更舒服。

4.避免油膩或多脂的食物，它們會在胃裡待很長時間。也要避免辛辣或味道刺激的食物；避免強烈味道的食物。

5.進食冷藏或常溫食物，它們香味較少。

6.用吸管進食或用帶蓋的杯子喝，以避免食物的味道散發出來。

7.避免在熱的、有煮飯味道或其他味道的房間內用餐。在外面燒烤架上煮食或用電鍋，以減少煮食的味道。

8.如果口腔有異味，可吮吸硬的水果糖，如薄荷糖或檸檬糖。

9.如果有嘔吐情形，脫水會成為一個問題。你需要在此期間，盡可能地飲用清澈液體。嘔吐過後，清潔口腔，30分鐘後嘗試啜飲一些清澈的液體，如蘋果汁、紅莓汁、溫和的蘇打水或肉湯。

10.如需休息，可在飯後坐直或半傾，並將頭部抬高至少一小時。

## 四、食物和做飯的味道

因為做飯的味道會引發噁心，要儘量減少這些味道。有些家庭做飯的味道很難僅限於廚房內，所以，家裡可能需要做一些改變來支援患者的家居治療。

做飯時，打開廚房的排風扇及窗戶，以使廚房通風，也可在患者睡覺或外出時做飯。嘗試尋求朋友或家人的支持，可在親友家裡做好飯而後讓患者在自己家裡食用。如果你一點兒都不喜歡做飯，可以訂購營養餐；這會幫助你維持良好的營養，而不因做飯的味道而引發噁心。

其他味道如香水味也會引發噁心，可能需要在治療期間保持整個居家空間沒有香水味。

## 五、薑的效用

在16世紀，我國就有用薑來治療噁心和腸胃脹氣的歷史。在北美民間，薑可用來緩解噁心、嘔吐和暈動症。

在一篇綜述中，作者報告了薑粉以膠囊形式服用有助於控制孕期和術後患者的噁心和嘔吐，但這種效用較少被應用於治療化療引發的噁心和嘔吐。在另一篇文獻中，在應用安慰劑的同時，患者被給予了膠囊形式的薑粉0.5~1.0克，結果顯示可減輕噁心的症狀。

如準備用薑膠囊治療，應與腫瘤醫生溝通。不推薦普遍使用，它可能不適用於那些有腸道問題的患者。

## 六、心態要積極

對於噁心和化療的預期，要有清晰的認識。保持積極的心態是你應對嚴重副作用的最好方式。如果你總是在自言自語：「這越來越糟」，需要用自我暗示的方式不斷的鼓勵自己糾正這種消極的情緒，代之以積極的心態，如「我的身體對治療會有良好反應，副作用會很低」或「我的腫瘤是特別的，我的副作用會很小或沒有」。患者對生活和疾病的積極態度有很強大的功效，這是你一定要知道的。

**表19：噁心時可以及不能食用的食物**

| | 可以食用 | 會出問題的食物 |
|---|---|---|
| 高蛋白 | 煮熟的肉類、魚類和禽類；冷的肉類和魚類沙拉；蛋類；用低脂奶製作的肉湯、菜湯；脱脂優酪乳 | 肥肉和煎炸肉；煎蛋；奶昔（除非用低脂奶或冰淇淋製作而成） |
| 麵包、穀類、大米和義大利麵 | 饅頭、花卷、鹹餅乾、蘇打鹹餅乾、吐司麵包、陽春麵、米飯 | 甜甜圈、酥皮糕點 |
| 水果和蔬菜 | 馬鈴薯、山藥（煮熟、或搗碎）；果汁；罐裝的或新鮮的水果、蔬菜，只要能耐受（如果食欲不振或噁心嚴重，不要食用） | 薯條、煎餅；煎炸的或糊狀的蔬菜；有強烈氣味的蔬菜 |
| 飲料、甜點和其他食物 | 涼爽水果汁、冰茶、功能飲料；蛋糕、蛋塔；冰棒、果汁棒、水果冰；椒鹽餅乾；脱脂肉汁；鹽、肉桂、香料，只要能耐受 | 酒精、咖啡、派、冰淇淋；辛辣沙拉調味醬；橄欖；奶油辣椒、辣椒粉、洋蔥、辣椒醬、混合調味醬 |

*節選自Eldridge B,and Hamilton KK,Editors,Management of Nutrition Impact Symptoms in Cancer and Educational Handouts. Chicago,IL：American Dietetic Association；2004

## 七、推薦食譜

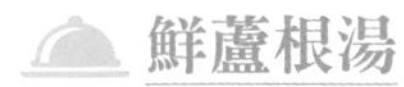

### 鮮蘆根湯

鮮蘆根120克、冰糖30克，同煮湯服用。

### 鮮藕薑汁粥

鮮藕500克、生薑汁10克、粳米100克，藕、米同煮熟後加入薑汁即可。

### 紅蘿蔔粥

紅蘿蔔250克、粳米100克，蘿蔔切片與米同煮熟後加適量薑粉。

### 蘿蔔酸梅湯

鮮蘿蔔250克、酸梅2個，蘿蔔切片與酸梅同煮，加鹽調味即可。

# 第十一節 吞嚥困難

腫瘤及其治療有時會造成吞嚥困難。存在吞嚥困難的腫瘤患者比例高達11%~20%，這種症狀可能造成誤吸、營養不良、脫水、氣道阻塞等不良後果。如果你有吞嚥方面的問題，需嘗試食用軟食或流質食物。如果無法攝入足夠的常規食物以滿足營養需求，可飲用高熱量和高蛋白的液體。

## 一、吞嚥困難怎麼辦

1.按照營養師或醫生提出的特定方法進食。

2.進食時發生咳嗽或哽噎，尤其是你在發燒時，請立即聯繫醫生。

3.少量多餐。

4.如果不能攝入足夠食物以滿足需求，請使用液體營養補充劑。

5.用攪拌機或食物處理機將食物搗碎或做成醬後進食。

6.每天6~8杯流食，將流食調到易於吞嚥的稠度（見下述）

7.嘗試以甘藷澱粉、麵粉和玉米澱粉等來將流食增稠。（注意必須在煮熟後方可使用）

8.商業增稠劑：按照標籤上的說明，調整流食的稠度。

9.菜糊和即溶馬鈴薯粉：用於湯中。（注意這些產品會改變食物的味道）

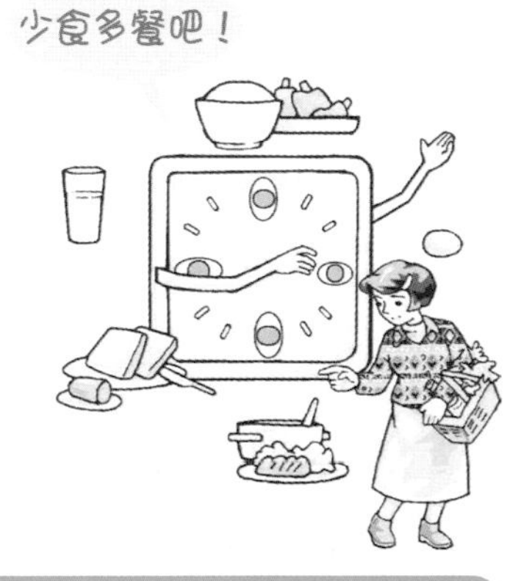


10.嬰兒米糊：用來配製很稠的產品。

11.如果醫生推薦食用清流食，可嘗試：米湯、軟飲料、液體營養補充劑、西米露、肉汁和清湯。

12.如果醫生推薦食用濃流食，可嘗試脫脂乳、奶昔、酸奶奶昔、米糊。

## 二、吞嚥困難時吃什麼

表20：吞嚥困難時吃什麼（糊狀和濃流食膳食）

| | 糊狀濃流食 | 機械加工的軟食 |
|---|---|---|
| 蛋白 | 增稠的牛奶、不特別添加水果的優酪乳、酸乳酪；攤嫩雞蛋；嫩蛋羹；肉類、禽肉類和魚類的糊（用攪拌機或勻漿機打碎） | 奶、優酪乳、芝士、酸乳酪；所有蛋類；魚、用碎肉製作的三明治 |
| 麵包、穀類、意大利麵和米飯 | 煮熟的穀類懸浮液，如小麥糊和米糊 | 軟麵包；全麥餅乾和小餅乾；麵條、米飯 |
| 水果和蔬菜 | 水果和蔬菜去籽、去皮打成糊狀，如馬鈴薯泥 | 香蕉；水果罐頭；菜糊 |
| 飲料、甜點和其他食物 | 增稠的果汁和果蜜；濃奶昔；濃肉湯和濃湯；糊狀的蛋糕和餅乾；果汁、蜂蜜；能耐受的調味料 | 不需要太多咀嚼的軟甜點（如冰淇淋、奶昔、蛋糕）、軟蛋糕和餅乾；果汁、蜂蜜；調味料 |

*節選自Grant BL,Bloch AS，Hamilton KK,Thomson CA.American Cancer Society Complete Guide to Nutrition for Cancer Survivors,2nd Edition. Atlanta,GA：American Cancer Society；2010

## 第十二節 味覺和嗅覺改變

化療或其他藥物以及口腔放療會導致味覺改變。有些人會完全喪失味覺，而另外一些人會有味覺上的改變，甜的和鹹的感覺會被放大。

正常情況下，我們能感覺到五種主要的味道：甜、酸、鹹、苦和鮮。鮮是日本詞，意思是風味好的或似肉的，有這種味道的食物包括肉、熟乾酪、甜菜、花椰菜、圓白菜、綠茶、豆瓣醬、松露和堅果等。

可使用一種或兩種調味品以使食物嘗起來正常或至少對你來說是美味的，例如，如果覺得食物吃起來太苦，做飯時試著添加糖和油。對於有苦味的蔬菜，可加入芝士醬、花生醬或其他甜品，如甜的燒烤醬或優酪乳醬。使用酸味（如檸檬汁）和甜味，會對苦味或金屬味有效。

### 一、味覺或嗅覺改變時怎麼辦

1.使用塑膠餐具、玻璃杯和盤子。

2.吸食檸檬糖或薄荷糖或咀嚼口香糖，以幫助去除飯後遺留的不適味道。如果你還有口乾症狀，可選擇含木糖醇的糖果。

3.使用新鮮的或冷凍的水果和蔬菜，而不是罐頭裝的。

4.用酸性調味料如檸檬片、檸檬水、柑橘類水果、醋和醃製品來醃製食物。（如有口腔或咽喉潰瘍，請不要這麼做）

5.嘗試用新的味道或調味料給食物調味，如用洋蔥、大蒜、辣椒粉、迷迭香、龍蒿、燒烤醬、芥末、番茄醬或薄荷等。

6.嘗試以鹹味添加甜味劑、甜味添加檸檬汁和鹽、苦味添加甜味劑。

7.餐前用小蘇打水和鹽製成的漱口水清潔口腔，以使食物的味道更好。（將1茶匙鹽和1茶匙小蘇打水與1千毫升水混合，用前搖勻）

8.保持口腔清潔，刷牙有助於減輕異味；如果有口腔潰瘍，牙醫會給你溫馨的清潔牙齒的建議。

9.在食物冷藏或室溫時食用，這有助於降低食物的味道，使其更易於耐受。

10.食用新鮮的蔬菜，這會比罐頭類的或冷凍的蔬菜更誘人。

11.嘗試將肉醃製，使其變軟；如果紅肉味道奇怪，可試試其他富含蛋白的食物，如雞肉、魚肉、雞蛋或芝士。

12.將新鮮水果混入奶昔、冰淇淋或優酪乳中。

13.為減輕氣味，可將飲料包裝起來，用吸管飲用或選擇那些不需再加工的食物。

## 二、補充谷氨醯胺、鋅、維生素D

這些補充劑經過驗證對腫瘤治療期間的味覺改變是有效的。諮詢營養師，關於谷氨醯胺、鋅或維生素D補充劑對減輕味覺改變和促進味覺更快恢復正常的效用。

# 第十三節 嘔吐

嘔吐的發生可伴隨、也可不伴隨有噁心。如果嘔吐時間超過24小時，或發現嘔吐物中有血或膽汁，應速與醫護人員聯繫。膽汁由肝臟產生，功能是幫助機體消化脂肪。如果嘔吐了膽汁，嘔吐物看起來是綠色的、黃綠色的或深黃色的；甚至如果看到了膽汁，就說明胃內大部分食物都已吐出，只有小腸中的內容物順腸道排出。如果持續嘔吐，可導致脫水和營養不足。

## 一、嘔吐和脫水的飲食調理指南

1.一整天都小口啜吸液體。從每10分鐘1茶匙（5毫升）開始，逐步加量。這些液體可包括冰塊、原味薑汁、功能飲料、冰品如冰棒以及電解質補充飲料，也被稱為清流食。

2.如果清流食可耐受，可發展到給予低脂全液體。這種液體包括脫脂牛奶、冷凍優酪乳或商業化的營養補充劑。

3.如果你覺得狀態允許，逐漸嘗試乾糙食物，如鹹餅乾和乾吐司。

4.小心碳酸飲料，因為它會使你有飽腹感或脹氣或打嗝，這些都會刺激嘔吐。

5.逐漸進食高脂或高纖維食物。

## 二、脫水程度的判定和應對

嘔吐會導致脫水，特別是在伴有腹瀉的情況下。脫水會使身體很難排出化療和其他藥物的有毒產物，同時還會導致便秘，而這又會加重噁心和嘔吐，由此進入了一個噁心、嘔吐和便秘的惡性循環，並且越來越重。此時，維持身體的液體水準應當是首要的。

脫水可有不同程度之分：

**輕度**：口渴、排尿減少、尿液顏色變深。

**中度**：口乾、唾液黏稠、眼睛乾、凹陷、站起時眩暈。

**重度**：口腔和眼睛極乾、12小時或12小時以上時間不排尿；無法清晰思考、虛弱、眩暈、無法站立；皮膚彈性消失。重度脫水是醫學急症，應立即聯繫醫生或送急診。

## 三、牙齒侵蝕與護理

嘔吐時胃酸沿著食管上行，並在排出體外前與口腔和牙齒接觸。牙齒暴露在胃酸中會導致牙齒侵蝕。儘管嘔吐後口腔有強烈不適的味道，儘量不要立即刷牙。如果刷牙了，就會將侵蝕的胃酸擠進牙齒中。正確的做法是，用溫水或與蘇打水混合的溫水漱口。你可以立即刷舌，但要等1小時後才能刷牙。注意，腫瘤治療結束後，你需立即看牙醫以評估牙齒狀況。

# 第十四節 燒心

食管癌、乳腺癌、淋巴瘤、胃癌和骨轉移瘤進行頸部或胸部放療時，食管受損，可導致燒心。

## 一、反流

食管是將食物從口腔輸送到胃的通路。在食管的下端，有個被稱為食管下端括約肌的「門」（即賁門），這一肌肉性裝置使得食物經過食管進入胃，然後封住了胃的開口，這樣胃酸和其他內容物不會回流到食管中。這種返回或回流，常被稱為燒心。因為在接近心臟的食管內有燃燒的感覺。燒心準確來講被稱為胃食管反流疾病或GERD。放療期間，食管下端括約肌可受損，導致胃酸反流。

## 二、胃食管反流的飲食和生活方式調理指南

1.少食多餐。如果胃部因一頓大餐而飽腹，它會向食管下端括約肌釋放多餘的壓力。

2.減少食用後會引發症狀的食物，如香料、胡椒、薄荷、巧克力、酸果汁、洋蔥、大蒜、番茄類產品、酒精和咖啡因。

3.堅持記錄食物和症狀，這樣就可以確定哪種食物或成分會使不適加重。不需忌口，除非會加重病情。

4.進餐時坐直，餐後坐45~60分鐘。如果你傾斜著進食，胃酸很容易反流。

5.進餐時間不要太接近午睡或晚上睡眠的時間。

6.如果還未戒煙，最好現在就戒，吸煙會加重燒心。

## 第十五節 心臟病

心臟病和腫瘤均是常見疾病，所以，如果新確診癌症的患者有心臟病史是很常見的。這時，患者必須把握好醫生提出的、針對不同疾病的，甚至是矛盾的營養建議。心臟病不是單一的疾病，而是多種影響心臟構造或功能的疾病，包括高血壓、心絞痛、心律失常、冠心病、心臟病發作、動脈粥樣硬化等。因心臟病與生活方式密切相關，有很多關於防治心臟病的飲食、運動和健康生活方式的建議。

剛確診的腫瘤患者合併心臟問題時，對病情會非常緊張，並積極地落實所有心臟保健的措施。然而，持之以恆、系統地規劃你的健康生活方式，你才能遠離煙草、從而健康飲食、規律運動、釋放壓力，進而健康的生活。心臟保健的飲食與降低癌症風險的飲食常常是一致的。

### 一、腫瘤治療期間心臟病管理指南

1.禁煙。

2.積極運動。

3.瞭解血壓變化並控制其正常值。

4.健康飲食，如地中海飲食或高血壓飲食，脂肪含量低，尤其是避免攝入飽和脂肪和反式脂肪。

5.達到並保持健康體重。

6.管理糖尿病。

7.限制酒精使用。

8.減少壓力。

9.定期看醫生並遵從醫囑。

## 二、地中海飲食

如果你膽固醇高、有心臟病史，建議遵照地中海飲食方法。有證據表明，該類飲食可減少腫瘤風險。

地中海膳食特點：

1.攝入豐富的水果、蔬菜、全麥、豆類、堅果。

2.用橄欖油代替黃油。

3.每週僅食幾次紅肉。

4.每週至少進食兩次魚肉。

5.適度喝一些紅酒。諮詢腫瘤醫生，治療期間是否可以喝紅酒。

## 三、高血壓飲食

這種飲食的特點是多攝入富含纖維、鈣、鉀和鎂的食物，少攝入

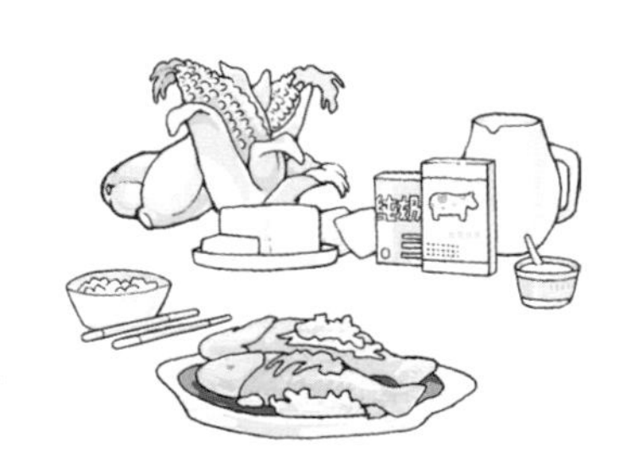

鈉（鹽）。每天以穀物（最好是全穀物）為主食，配以豐富的水果和蔬菜，食用適量的低脂或脫脂乳製品、瘦肉、豬肉或魚肉，少量的脂肪和油，特別是注意控制鈉的攝入，一般為成人2300毫克鈉（某些情況下應低鈉攝入）。

## 四、注意低血壓

腫瘤治療期間可以持續高血壓飲食，但腫瘤治療會導致血壓變化，可能需要調整所使用的藥物。如果因為腫瘤或其治療使血壓降低，你可能需要減少降壓藥的量。

低血壓的症狀包括站立或坐起時感覺眩暈或頭昏眼花。量血壓時，收縮壓在90毫米汞柱以下或舒張壓不到60毫米汞柱，均表明血壓過低。如果血壓低而且在用藥，建議你在膳食中加鹽。對於某些人來說，這看起來可能與你心臟醫生的建議相反，但你需要對兩種疾病進行整體思考，做出對現有病情有益的膳食調整方案，此時，膳食中添加鹽以糾正低血壓應優先考慮。

## 五、體重降低

如果在腫瘤治療期和恢復期出現體重降低，而且體重過輕，就應對心臟保健膳食方案進行調整：

1.吃份量較大的肉或增加吃肉的次數，以在膳食中加入更多蛋白。

2.進食橄欖油、堅果、乳酪和高脂優酪乳，以在膳食中添加更多的脂肪。

3.你應權衡體重降低與腫瘤治療之間應優先進行哪方面的調整，例如，如果你在腫瘤治療期間有體重降低，但體重在正常範圍以下時，就應優先考慮增加體重。如果因為腫瘤治療而貧血，你需要進食含鐵食物，如紅肉和動物肝臟。

## 第十六節 失眠症

腫瘤患者失眠很常見。失眠被定義為入睡困難、一直處於清醒狀態或睡眠不安。它是化療的常見副作用，常伴隨尿頻、噁心、嘔吐、疼痛及夜間盜汗。對住院患者來說，噪音、光線、以及周圍環境改變也會影響睡眠品質。

### 通過膳食或生活方式調整來應對失眠

1.保持正常就寢規律，固定上床時間和清醒時間。

2.避免過長或過晚的午睡。

3.只在臥室睡覺。

4.如果可能，儘量每天保持活躍或適量運動。

5.睡前飲用溫暖的不含咖啡因飲料，避免夜間飲用咖啡因飲料。

6.睡前禁止飲酒。

7.在安靜的環境中入睡。

8.嘗試放鬆活動、聽舒緩音樂、使臥室變暗、或睡前按摩。

9.保持床單清潔，盡可能平整。

10.備有額外的被褥以在感覺冷時用。

11.白天與人交流自身的恐懼和焦慮，以降低恐懼感，使大腦在夜間不受干擾，有助於夜間睡眠。

12.向醫生報告可能會引起睡眠問題的症狀，如疼痛。

13.與醫生或營養師諮詢有助於睡眠的藥物。

14.在自己嘗試入睡前，遵醫囑服用睡眠、疼痛或其他對症的藥物。

15.嘗試補充療法，如意識行為療法、有效的撫觸或按摩。

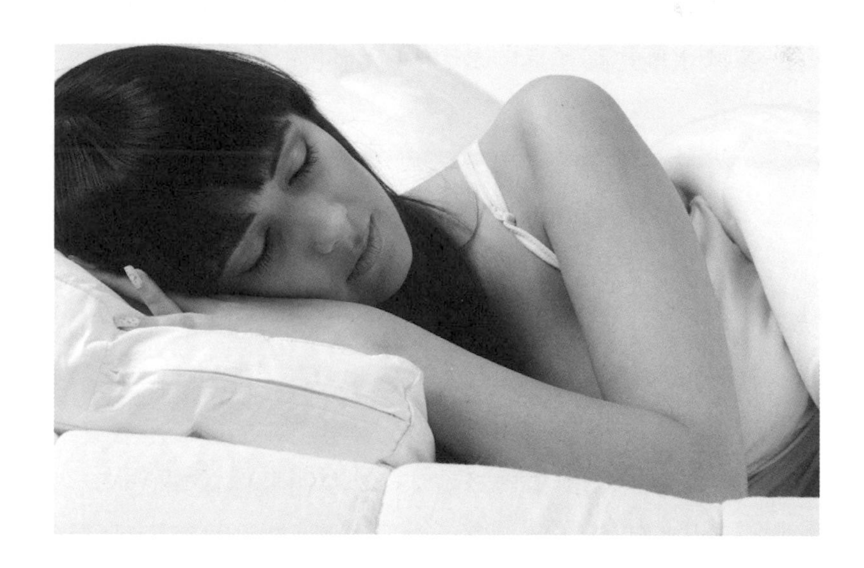

第十七節

# 體重增加和肥胖

腫瘤與超重和肥胖的關係有三。第一，超重或肥胖使你處於某些腫瘤的高發風險；第二，超重或肥胖可能與不良預後相關；第三，某些腫瘤治療有體重增加的副作用，治療結束後體重增加的患者有高復發率的風險。

## 一、體脂肪有哪些

大部分患者會想到腫瘤治療可導致體重降低；其實，有些治療使體重增加是正常的。過多的體重增加使某些臨床病情的預後不良。研究表明，某些化療方案包括CMF和CEF可使體重增加2~4公斤是很常見的。

體脂肪是如何導致腫瘤的呢？如果你攝入較多熱量，超過了身體利用程度，過多的熱量會先被儲存於現有的脂肪細胞中使其變大。充滿該細胞後，身體又會創造出新的用於填充的脂肪細胞。不同的個體各不相同：有些會持續創造脂肪細胞，有些則不能，所以它們要尋求儲存脂肪的新處所。額外的脂肪可儲存於肌肉、心臟、肝臟或腹腔，在胃、肝臟、小腸、腎臟和胰腺內堆積。這些被錯誤儲存的脂肪是胰島素抵抗的原因，胰島素抵抗不但會導致糖尿病，也會誘發機體其他激素水準的不穩定，並誘發慢性炎症反應，從而誘發腫瘤，特別是激素相關性腫瘤。

體脂肪增加與食管癌、胰腺癌、結腸癌、乳腺癌（絕經後女性）、子宮內膜癌和膽囊癌的發病相關。

以下是關於體內脂肪的一些說明：

**1.不是所有脂肪都均等分佈**：脂肪分佈部位因人而異，可存在於上肢、臀部、腹壁和大腿皮下，也可存在於腹腔中。

**2.內臟脂肪**：內臟脂肪存在於腹腔，在胃、肝臟、腸道、腎臟和胰腺內堆積。這與II型糖尿病、心臟病、胰島素抵抗以及炎性疾病有相關性。這種脂肪增加了腫瘤發生的風險。

**3.皮下脂肪**：這種脂肪存於皮下。因為女性荷爾蒙水準較高，女性常在臀部、大腿儲存皮下脂肪。更年期後，隨著激素水準的改變，女性開始更多地儲存腹部脂肪。有意思的是，更年期前，體脂肪高與乳腺癌發病率低相關，而更年期後，體脂肪過多與乳腺癌發病率高相關。這可能是因為更年期前，過多的脂肪存於臀部和大腿；而在更年期後，儲存於高風險的腹部區域。同時，那些因肥胖而不規律排卵的更年期前的女性，易導致雌激素水準低。

## 二、乳腺癌和超重

很多針對乳腺癌病人的研究是分析脂肪過多和腫瘤的關係。研究表明，乳腺癌患者接受手術或放療後，然後接受化療或激素療法常常出現體重增加，但體重持續增加對預後不利，以下是關於肥胖和乳腺癌的一些研究結果。

1.研究發現，超重和肥胖女性有腫瘤復發的高風險和低生存率。

2.BMI在20~25的女性腫瘤復發風險和死亡率低；而低於20或大於25的女性復發及死亡風險增加。

3.腹部更肥胖的女性死亡率高。

4.確診後體重增加，增加了復發風險，降低了生存率。

## 三、風險評估

評估體重、脂肪與相關疾病的（心臟病、糖尿病、腫瘤、關節疾病）風險有如下幾種方法：

### 1.體脂指數

BMI 是最常用的體質評估方法，需要經過簡單計算。

首先，需要記錄身高，以公尺（m）為單位，計算身高的平方。

其次，確定體重，以公斤數（kg）為單位。

第三，用公斤數除以公尺的平方。

第四，對照正常值看結果。

**<18.5為偏低，18.5~23.9為正常，24~28為超重，28以上為肥胖。**

使用BMI有一些限制，如果體內滯留了不少水分，超出的重量會使你被歸類到超重或肥胖，而實際上可能不是。如果骨骼肌很少，你可能被歸為正常體重，但體脂肪會過多。

### 2.腰圍與健康風險

用英寸或公分測量腰圍。用裁縫使用的軟尺。找到髖骨，將軟尺置於髖骨上緣和肋弓最低點的中間。保持軟尺水準，沒有彎曲或不要置於寬鬆衣物或肚子上。應貼身卻不束緊。

表21：腰圍與健康風險的關係

| 健康風險 | 腰圍 | |
|---|---|---|
| | 男性 | 女性 |
| 低風險 | ≤37英寸（93公分） | ≤31.5英寸（79公分） |
| 高風險 | ≥40英寸（102公分） | ≥35英寸（88公分） |

World Health Organization,2007

### 3.體重測量

美國癌症研究所推薦，達到並保持健康體重以降低原發癌症或復發癌症風險。減重的營養和運動計畫應與其他降低腫瘤風險的意見相一致。例如，可能會推薦低碳水化合物飲食，因為這種膳食會使你避免全穀物、水果和很多蔬菜，吃更多肉。如果你參加長期執行（至少一年）的一些項目，更容易獲得長遠的成功。結合營養、運動和行為方式的改變，相較於單獨一項的計畫而言是比較好的。

## 四、體重增加和肥胖患者飲食、運動和行為調理指南

### 1.科學飲食

1.列出能幫助你的人，包括營養專家、運動專家以及支持你的家人和朋友。

2.為自己確定並寫出短期和長期具體、可測量、能達到、實際、有時間限定的目標。

3.選擇最好的時間來開始減重計畫，等到原發癌症療法結束後再開始。

4.保持吃早餐的習慣。

5.規律進食，正餐和加餐的間隔時間不要超過4小時。

6.加餐中平衡碳水化合物和蛋白質的搭配。

7.每餐的1/3是蔬菜、1/4到1/3為全穀物、1/4到1/3為瘦肉蛋白。

8.每天大量飲水，將其作為你主要的飲料；避免軟飲料，如蘇打水。

9.每天運動，散步比較好。

10.謹慎進食。放慢進食速度以注意到所有的感覺：味覺、嗅覺、食物外觀、溫度和質地。

11.吃飯時不要看電視、電腦或其他娛樂事宜。

12.飽了就停止進食。

13.晚餐餐盤用小一點的，9英寸（23公分）直徑是比較好的。

14.將大份的食物重新分成小份。

15.充分咀嚼食物。

16.認真購物，家裡不要有不健康的食物。請朋友只攜帶有抗腫瘤成分的健康小食來你家。

17.對待食物像藥物一樣。問問自己，這種食物對我有用嗎？

## 2.運動計畫

1.開始或繼續運動計畫。儘管你可能很想改變計畫的方案和時間，但你應每天至少大部分時間繼續保持活動。

2.確定一個合理目標，如在維持體重同時完成治療。如果確診時你體重超重，應確定一個長期的目標以去掉多餘重量。

3.不要單獨做。找關心你的人們一起完成。

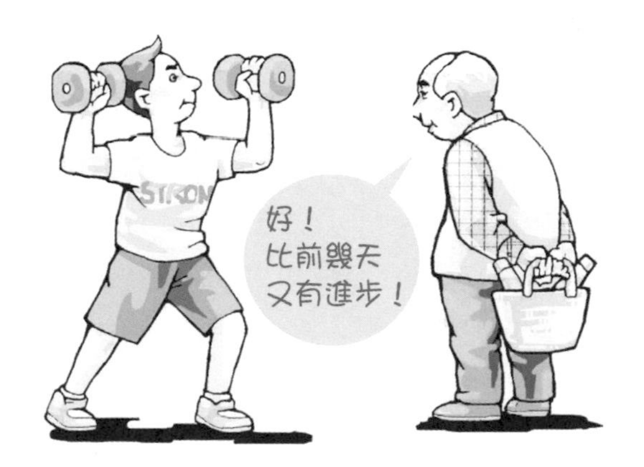

## 3.行為調整

1.降低你把食物當作壓力緩釋器的依賴。

2.通過尋求同伴或團隊的支持、冥想、放鬆、按摩以及其他很多補充療法來解決你對腫瘤的恐懼和擔憂。

3.每天都給自己一些積極的暗示：我可以的，我的身體反應很好；我享受著營養的健康食物；我熱愛活動、身體以及其他積極的言詞。

4.如果你錯過了一次練習或科學進食的方式，不要懊惱，繼續努力。

第十八節

# 傷口癒合

## 一、影響傷口癒合的因素

影響傷口癒合有幾個因素，例如，年齡是傷口癒合的一個決定性因素。通常來講，患者年齡越大，傷口癒合越慢。儘管年齡會延遲傷口癒合，卻不會阻止癒合。對老年人來說，有證據顯示運動可改善傷口癒合。

女性雌激素的分泌會使女性比男性癒合效果更好。糖尿病患者因為傷口癒合所涉及的很多系統受損，癒合會更慢或延遲癒合。

糖皮質激素、非激素類抗炎劑、化療藥物如阿黴素和貝伐單抗的使用，會妨礙傷口癒合。飲酒、吸煙、營養不良和超重或肥胖也同樣會影響傷口癒合。

## 二、癒合的營養支持

營養對於傷口癒合來說很重要。對於腫瘤患者，傷口大部分來自於術後切口。與癒合相關的主要營養素是鋅、維生素C和蛋白質。營養缺乏與傷口癒合延遲相關，術前優化營養狀況可能會有助於預防併發症和長時間住院。

## 1.鋅的特殊功效

身體每天對鋅的需要量很小，但鋅是傷口癒合及維持正常免疫系統必不可少的微量元素。鋅的膳食來源很廣，它在紅肉、某些海鮮、種籽類、豆子和小扁豆以及全穀物中含量豐富。

有缺鋅風險的人包括腹瀉、克羅恩病、短腸綜合症患者以及素食者和酗酒者。鋅的食物來源很多，但你仍可能在正常飲食之外，需服用鋅補充劑。營養醫師可評估你是否需服用鋅補充劑。如果需服用鋅補充劑，應在兩餐之間；在進食時服用，會降低鋅的吸收。如果醫生或營養師建議你補鋅以幫助傷口癒合，應遵醫囑，但服用時間不要超過3個月。

## 2.鋅的食物來源

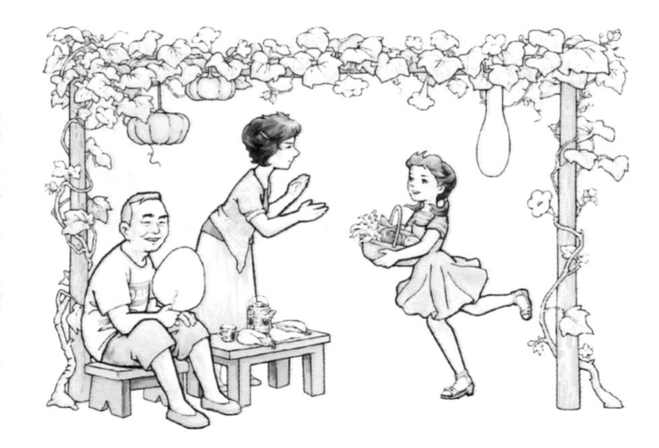

成年女性每天推薦攝入量是11.5毫克，男性為15.5毫克。成人可耐受的日均攝入上限為40毫克。對於嚴格素食者，其主要食物是穀類和豆類，鋅的需求量是正常飲食者的1.5倍。酗酒者鋅的日均需求量也很高，他們中的30%~50%有低鋅症狀。然而，國內食品標籤不要求標注鋅含量，除非某產品強化了該營養素。能提供某營養素需求量的20%或以上的食物均被認為是該營養素的高來源。

表22：鋅的食物來源

| 食物 | 每份規格 | 鋅含量（mg） |
|---|---|---|
| 牡蠣 | 6個中等大小 | 76.7 |
| 煮熟的牛腿 | 90g | 8.9 |
| 煮熟的螃蟹 | 90g | 6.5 |
| 煮熟的豬肩 | 90g | 4.2 |
| 烤雞腿 | 1個 | 2.7 |
| 煮熟的龍蝦 | 90g | 2.5 |
| 煮熟的豬里脊 | 90g | 2.5 |
| 乾烤腰果 | 30g | 1.6 |
| 果味優酪乳（低脂） | 250ml | 1.6 |
| 乳酪 | 30g | 1.1 |
| 乾烤杏仁 | 30g | 1.0 |
| 烤的無皮雞胸肉 | 半隻 | 0.9 |
| 牛奶 | 250ml | 0.9 |
| 即食燕麥 | 35g | 0.8 |
| 比目魚 | 90g | 0.5 |

*National Academy of Sciences

## 3.維生素C

維生素C（抗壞血酸）是必需營養素，人體自身不能產生，必須從飲食中獲取。幸運的是，從蔬菜和水果中獲取維生素C很容易，所以維生素C的缺乏不很常見。

維生素C對膠原蛋白形成有著重要作用，而膠原蛋白是皮膚和其他組織的重要成分，因此，傷口癒合需要維生素C。維生素C也是抗氧化劑，因此有降低腫瘤和其他慢性病風險及增強免疫系統的作用。

因為其促傷口癒合和抗氧化性質，腫瘤治療期間患者會嘗試高劑量的維生素C。維生素C在腫瘤治療過程中可能對腫瘤細胞有某種尚不被人知的保護作用的疑問，但是術後多攝入來源於飲食的維生素C有助於傷口癒合。

## 4.維生素C的食物來源

成年人每日推薦攝入量為100毫克／天，吸煙者額外需要35毫克，維生素C的日均攝入上限為1000毫克／天，從下表可以看出每天很容易獲得75~90毫克。

表23：維生素C 的食物來源舉例

| 食物 | 每份規格 | 維生素C含量（mg） |
|---|---|---|
| 橙汁 | 175ml | 93 |
| 葡萄柚汁 | 175ml | 70 |
| 番茄汁 | 175ml | 33 |
| 奇異果 | 1個中等大小 | 71 |
| 柳丁 | 1個中等大小 | 70 |
| 葡萄柚 | 半個中等大小 | 39 |

*National Institutes of Health

## 5.蛋白質

與碳水化合物和脂肪一樣，蛋白質是一種宏量營養素，它能幫助構建健康組織及促進傷口癒合，術後攝入充足的蛋白質有助於身體復原。

蛋白質需要量取決於體重，正常人每公斤體重需要0.86克蛋白質。然而，手術後蛋白質需求量會增加，每公斤體重需要1.2克蛋白質。如果你是超重或肥胖，這種計算方法可能會過多預估蛋白質需求量，這種情況下，你應使用理想體重而不是真實體重，營養師會提供幫助。通過詳細的飲食記錄，注意每份餐的量，你可以追溯蛋白質攝入量。可從食物標籤中獲得蛋白質的量或使用下表了解每日蛋白質攝入。

表24：蛋白質食物來源舉例

| 食物 | 每份規格 | 蛋白質含量（g） |
|---|---|---|
| 肉、魚肉、禽肉 | 75g | 21 |
| 硬豆腐 | 150g | 21 |
| 雞蛋 | 2個大的 | 13 |
| 乳酪 | 50g | 12 |
| 牛奶 | 250ml | 9 |
| 優酪乳 | 175ml | 8 |
| 豆漿 | 250ml | 6~8.5 |
| 麵包 | 1片 | 3 |
| 熱粥 | 175ml | 3 |

*HealthLink BC

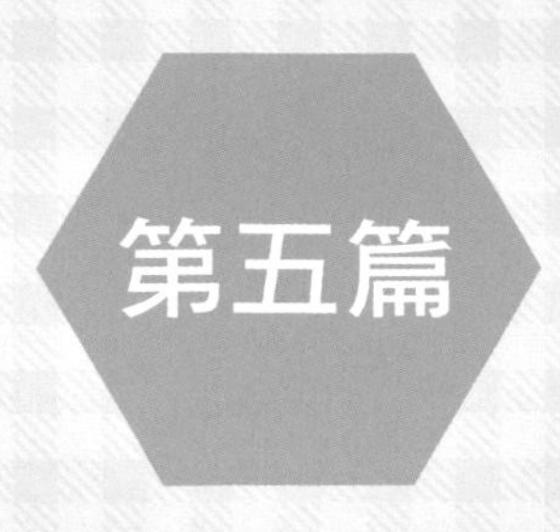

# 第五篇

# 腫瘤患者常見營養問題

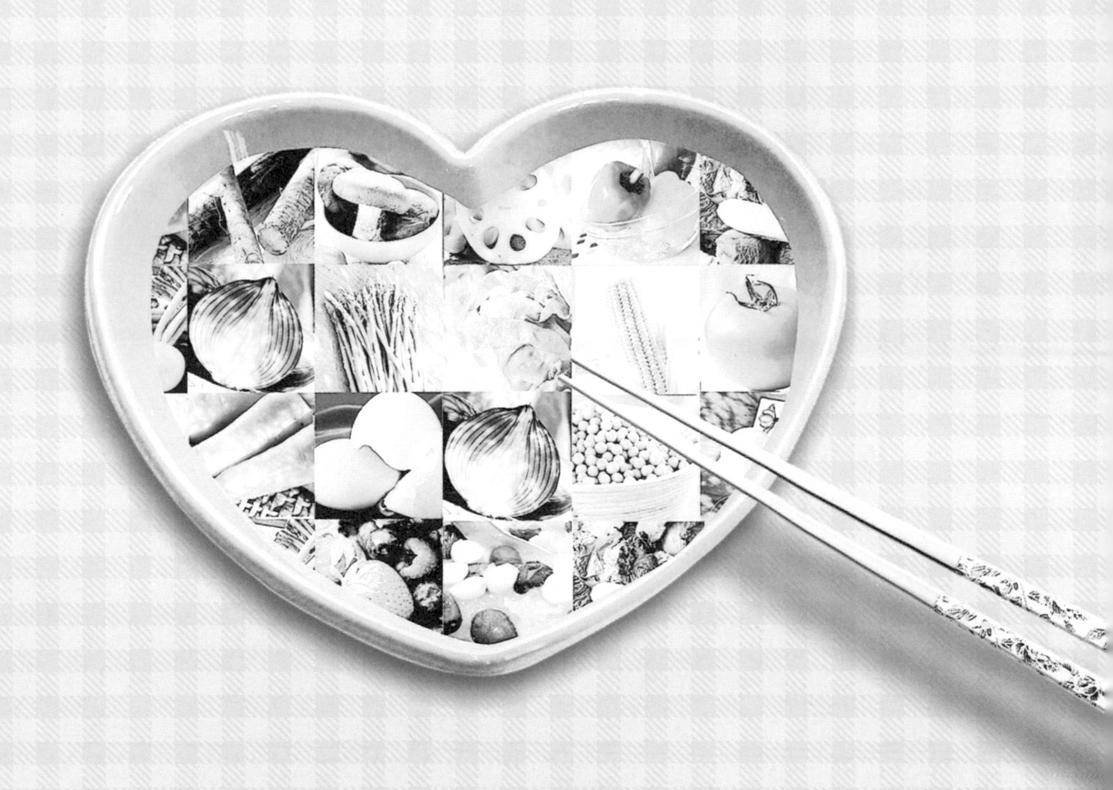

### 1.什麼是液態營養補充品？

專門為進食困難或食欲不振或自主飲食無法滿足營養需求的患者設計的產品。液態營養補充品包含各類營養素，可作為均衡膳食的代替品。可經口服或管飼方式進食，協助患者攝取足夠的熱量與蛋白質。除了普通的均衡配方外，還有特殊疾病導向型配方，如糖尿病型、腫瘤型、肝病型、腎病型等，這類營養補充品屬於醫療食品，需在專業營養師的指導下使用。

### 2.不攝入營養，癌細胞就會餓死嗎？

不會。餓死癌細胞是沒有根據的說法，醫學上並沒有得到證明。而且，患者不攝入營養，腫瘤就會從人的機體攝取營養，導致機體營養不良及惡液質等嚴重後果。

### 3.聽說鴨肉、海鮮或兩隻腳的家禽肉有毒不能吃，是嗎？

這類食物含有豐富的蛋白質，而癌症病人在治療期間非常需要蛋白質，促進細胞組織修復，所以當然可以吃。世界衛生組織2007年評選認為最好的肉類就是鵝、鴨肉，因為牠們的脂肪含量低，有益心臟健康，將鵝肉、鴨肉視為「有毒」並不恰當。海鮮也好，鵝肉、鴨肉也好，最重要的是選擇新鮮、符合衛生安全的，病人吃了就有營養。相反，任何食物只要不新鮮、已腐敗，都有可能引起皮膚過敏、甚至食物中毒。

## 4.因為吞嚥困難，我只嚼不嚥，營養能吸收嗎？

嚼蔬菜卻不吞蔬菜、吸果汁後吐掉果肉、喝魚湯不吃魚肉等，這樣的飲食方式不能叫做補充營養，因為食物的大多數營養都沒吃下去。如果病人嚥食比較困難，可設法將食物切得小一些或是煮軟一點。「嚼一嚼，營養就能吸收」是一種自欺欺人的說法。

## 5.多吃維生素保健品，對癌症治療有幫助嗎？

我們每天的飲食中，含有各種豐富的維生素，適量的多種維生素攝入對身體是很好的，但我們比較擔心的是大量服用，超過對於營養素攝取量的上限。

現在有很多人知道維生素C的好處，但卻不想吃水果，就選購維生素C片，常常一吃就吃一千毫克。如果維生素C片的味道不錯，有人還會因為覺得好吃，每天多吃幾顆，其實這樣也不是很好。19～71歲的健康成人，維生素C的每日建議攝取量為100毫克，大約一個奇異果就夠一天的量了。

## 6.進行放療後顯得虛弱疲累，這正常嗎？

是的，乏力是放療的常見副作用，這與放療位置無關。一般會持續在整個治療期間，也可能在治療結束後幾周內仍有乏力症狀。有一些應對體力低下的方法，請參照本書相關章節。

## 7.如何知道我攝入了足夠的食物以增加體重，預防營養缺乏？

要確保從飲食中獲取足夠的熱量和營養素，一般自我判斷的方法是體力尚可、體重不減，最好的辦法是諮詢營養醫師，並請專業的臨床營養師進行全面的營養評估。

## 8.什麼是支鏈氨基酸BCAA，它對肺癌患者有用嗎？

氨基酸是構建蛋白質的物質，支鏈氨基酸指的是那些側鏈有分支結構連接原子和碳的氨基酸。3種支鏈氨基酸是亮氨酸、異亮氨酸和纈氨酸，它們也屬於必需氨基酸，必需氨基酸指的是人體無法自己合成必須從飲食中獲取的8種氨基酸。

研究發現，對肺癌患者進行了支鏈氨基酸補充後，住院日減少、肺功能康復更快、病痛減少以及生活品質提高。

## 9.因為化療導致神經損傷要怎麼辦？

外周神經病變是因化療對神經的損傷而引起的症狀，可導致腿腳疼痛以及肌肉無力、麻木、刺癢、失去知覺、痙攣、絞痛或抽搐。治療方法包括：補充維生素E 和谷氨醯胺；滴注鈣和鎂；使用去甲替林（抗抑鬱藥物）、立痛定（抗痙攣藥物）谷胱甘肽（抗氧化劑）以及針灸。與腫瘤醫生或相關醫務人員諮詢他們的意見。

## 10.患者應該在治療期間使用鹼性飲食嗎？

宣傳這種飲食的人認為，當我們吃肉、乳製品和穀物時，體內形成過多的酸性物質，而這些酸性物質導致了腫瘤以及骨質疏鬆、肥胖、心臟病、抑鬱症的發生，建議多食用蔬菜、水果等鹼性食物。但這種觀點片面，沒有充分的科學道理。實際上，在食物化學研究中，根據食物燃燒後所得的灰分性質，將食物分為酸性和鹼性，而不是根據在體內形成酸性及鹼性物質。

食物在人體內消化、吸收、代謝後形成的酸鹼性，非常複雜，但都會經過機體的酸鹼平衡調節，而維持機體正常的酸鹼度，正常情況下不會出現所謂的酸性體質或鹼性體質。流行病學研究證明，常吃蔬菜、水果及粗糧等對人體是有利的，但在腫瘤治療期間，要膳食均衡，不能片面追求水果蔬菜攝入量，更要保證足夠的蛋白質攝入量，因此推薦高能量、高蛋白飲食。具體方案需諮詢營養師。

### 11.糖能餵養腫瘤嗎？

此處的糖指經過加工的精製糖。將糖作為整個健康飲食的一部分而少量添加是可以的，但是大量的糖可能會直接促進腫瘤發展的風險，主要表現在兩方面：

第一，高糖飲食會導致體內血糖水準增加，由此增加胰島素水準。一般來說，高胰島素水準會增加結腸癌風險或其他腫瘤的風險，這種間接的因果關聯常見於熬夜的人或有胰島素抵抗或糖尿病家族病史的人們。

第二，高糖會導致體重增加。高糖食物常是高熱量食物，長此以往，高熱量飲食會導致超重。而超重與幾種常見癌症風險相關，如：食管癌、膀胱癌、結直腸癌、子宮內膜癌、腎癌及絕經後婦女乳腺癌。

### 12.我能吃多少糖？

美國癌症研究所2009年發佈的建議：應限制精製糖的攝入，女性每天不超過25克，男性每天不超過38克。

### 13.哪一種糖類危害較小？

將糖進行分類的最好的工具是升糖指數GI。GI將碳水化合物分為快速吸收的（高GI）和吸收緩慢的（低GI）。GI較低的糖類危害較小。

### 14.是否有最佳抗癌食物？

雖然有些食物有較高含量的天然抗疾病成分，卻沒有一種超級食品能保證效果。但是食用抗炎食物、高纖維食物以及低升糖指數食物，會使你有更好的免疫力。也可尋找那些富含營養物質、植物營養素和抗氧化劑的食物。在國外，腫瘤患者專用的營養配方產品已應用多年，在我國，同類產品市面較少，一般腫瘤醫院營養科會有供應。

### 15.什麼是谷氨醯胺，它對我有幫助嗎？

谷氨醯胺是一種氨基酸。人體可自生，因此不是必需氨基酸，但在疾病狀態下，谷氨醯胺會被腫瘤細胞耗盡，從而導致缺乏，因而它會變成必需氨基酸。很多文獻研究了在腫瘤治療期間，通過口服或腸內腸外營養方式給予谷氨醯胺補充的效果，結果證明，谷氨醯胺的補充會改善腫瘤患者的代謝和整體狀態，也可促進腫瘤生長。具體如何應用，應該與營養師溝通。

## 16.煮熟的蔬菜是否仍是有益的？

生熟蔬菜的區別及癌症風險已得以研究，這些研究發現，生熟蔬菜均與低致癌風險相關，但是生的蔬菜與低致癌風險的關係要更強。有項對十字花科蔬菜和膀胱癌進行的專題研究，結果發現，對吸煙和其他對膀胱癌有影響的行為進行修正後，只有攝入十字花科蔬菜（綠花椰、花椰菜、白菜、布魯塞爾甘藍、羽衣甘藍、青蘿蔔、綠葉甘藍、綠芥菜）與膀胱癌發病低風險相關，這項研究也觀察了該組中吸煙者，吸煙厲害的患者從食用十字花科蔬菜中獲益最大。

## 17.豆製品富含植物營養素，但在乳腺癌治療和康復期間它是否安全？

黃豆含有大豆異黃酮，該物質已被證明有很強的抗癌潛力。實際上，黃豆引起了癌症研究者們注意的原因之一是，北美乳腺癌和前列腺癌高發，而食用黃豆地區如日本和中國則發病率低。除了這點，很多被確診為雌激素受體陽性的女性和使用他莫西芬治療乳腺癌的女性則對使用黃豆及豆製品有顧慮，因為她們擔心黃豆（類雌激素的一種）會促進腫瘤的生長。然而，四項最近的研究表明，黃豆並沒有有害影響，實際上反而有益。

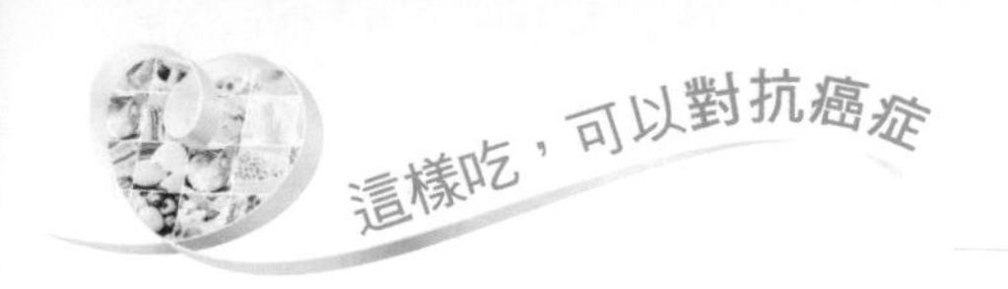


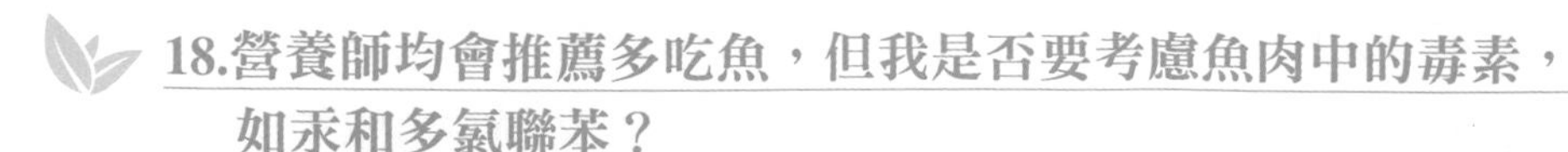

## 18.營養師均會推薦多吃魚，但我是否要考慮魚肉中的毒素，如汞和多氯聯苯？

魚肉是優質蛋白來源，但是如同其他很多食物一樣，魚也可能有污染。兩種主要的與魚相關的污染物是甲基汞和多氯聯苯（PCBs），即使多氯聯苯自20世紀70年代開始被禁止使用，但它們仍然存在於環境中。甲基汞和多氯聯苯以它們自己的方式進入食物鏈，從細菌到浮游生物到小魚最後到大魚，與PCBs引起激素紊亂不同，與腫瘤相關的甲基汞是一種神經毒素。

你可以選擇食物鏈低端的食物以及合適的烹調方式，來降低接觸這些污染物的風險。將你所食用的食肉魚（鯊魚、劍魚、新鮮的或冷凍的鮪魚、旗魚等）的量限制在每週150克。購買鮪魚罐頭時，儘量避免選擇白鮪魚，而是選擇紅鮪魚。烹煮方式宜選擇煮、烤、水煮等，不要炸，還要去除內臟、皮和可見的脂肪。

## 19.用植物油煮飯是否會產生有害的反式脂肪酸？

不會。要產生反式脂肪酸的話，油必須被加熱到非常高的溫度。然而你在加熱植物油時，可能會加速氧化過程。因此，要避免將油加熱到「冒煙點」（開始冒煙的溫度）。油有不同對熱度的耐受，想瞭解更多，請諮詢營養師。

## 20.腫瘤治療期間是否可以吃燒烤或油炸食物？

不可以，包括康復期以及健康人群。因為燒烤和油炸烹調方法常導致超過200度以上的高溫，而高溫會導致脂肪產生自由基，並形成苯並芘類、多環芳烴類等致癌物，蛋白質可形成雜環胺類強致癌物，澱粉類食品則形成丙烯醯胺，均會導致癌症發生，比如洋芋片中就含有大量的丙烯醯胺。

### 21.有乳腺癌，使用亞麻籽是安全的嗎？

亞麻籽富含n-3 α亞麻酸以及植物木酚素，前者基本對所有腫瘤患者均有利，後者會被結腸內細菌加工成一種弱化雌激素和抗雌激素的複合物。在一項研究中，研究者發現，亞麻籽和亞麻籽油不會干擾他莫西芬，反而會增強其在小鼠上的效果。最近的研究建議，亞麻類食物對於乳腺癌沒有不良影響。動物研究表明，亞麻籽與黃豆的結合在降低乳腺癌的發病風險上比單獨使用黃豆更有效。

### 22.什麼是優質蛋白？

簡單來說就是結構和人體很接近，富含必需氨基酸的蛋白質，比較容易被人體吸收和利用的蛋白質，例如牛、羊、豬、雞、蛋、牛奶、鴨、鵝、魚類、海鮮類、豆腐等。食物經過長時間加工或是高溫烹煮，蛋白質結構已受到較多破壞，被人體消化吸收的時間會更長，而且利用率也很低，如茶葉蛋、滷肉這些都不是優質蛋白。

### 23.保健品有用嗎，該如何對待？

目前市場保健品種類繁多，功能各異，各種廣告更是鋪天蓋地，

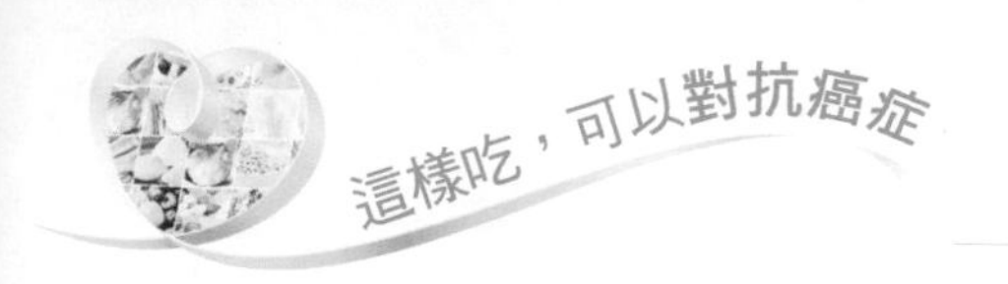


將保健品功效說得神乎其神，有病治病，無病強身。現在腫瘤發病率高，病人多，與腫瘤有關的保健品也層出不窮；保健品對腫瘤患者有一定好處，但不能將這種作用無限誇大。

腫瘤首先應該進行正規系統的治療，如手術、放化療、中藥、營養支持，這些正規治療是保健品所無法替代的。腫瘤患者在選擇保健品時，首先要想到保健品不是治療藥，同時要仔細閱讀說明書，瞭解主要功效對症選購。

還要注意是否有保健品標誌、批號、廠名等。如若患者經濟能力許可，不妨較長時間服用一些醫用食品如谷氨醯胺、核酸、乳清蛋白、魚油等。近年來，一些學者將腸內營養的目標放在恢復、維護和提高宿主的免疫功能上，嘗試在標準腸內營養的基礎上，增加一些物質，其中有精氨酸（Arg）、谷氨醯胺（Gln）、ω-3脂肪酸、核糖核酸、二十二碳五烯酸（EPA）、二十碳四烯酸（DHA）等，以期增強癌症病人的免疫功能，提高抗侵襲性治療的能力。

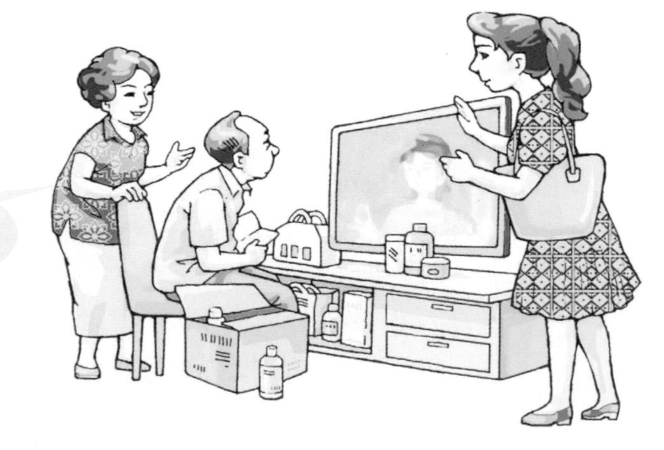

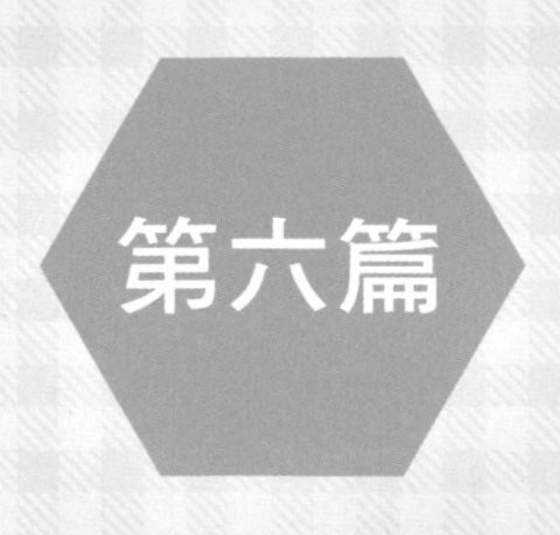


# 推薦食譜

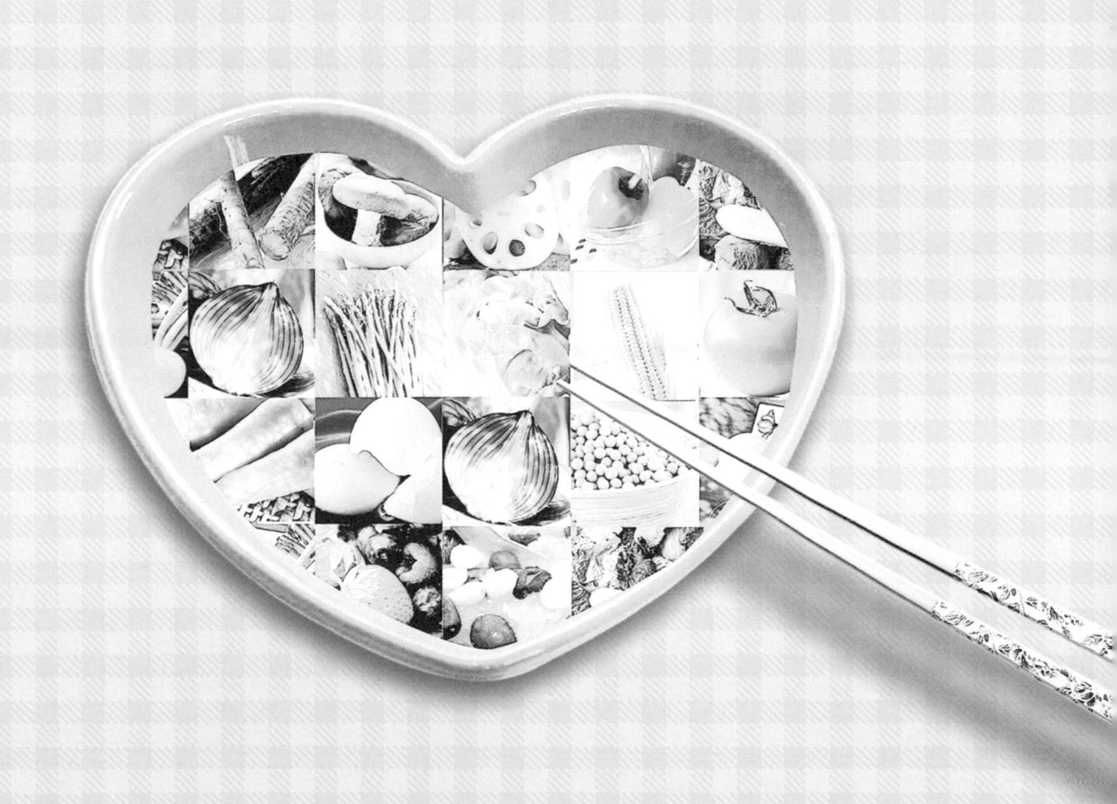

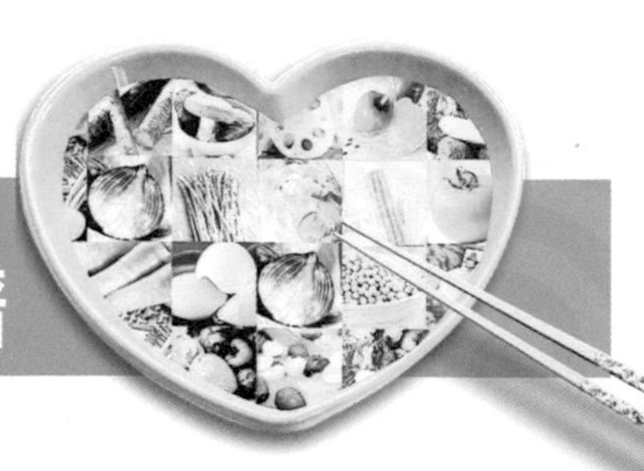

# 第一節 白血球低時的食譜

## 一、可正常進食的普食食譜

| 餐次 | 食物 | 原料用量 | 製作方法 | 能量 |
|---|---|---|---|---|
| 早餐 | 紅棗花生薏米粥、煎雞蛋、紅燒烤麩 | 紅棗20g、花生10g、薏米50g | 紅棗、薏米洗淨，薏米用溫水泡發，鍋中加入薏米和適量清水，大火煮沸，轉小火煮30分鐘，放入紅棗、花生米，煮至熟爛即可。 | 463kcal |
| 早加餐 | 水果優酪乳 | 草莓20g，優酪乳150ml | | 115kcal |
| 午餐 | 清燉蓮藕排骨 | 豬排骨200g，蓮藕100克，薑片5g，蔥段10g，鹽2g，料酒15g | 蓮藕去皮，洗淨，切片；排骨剁成小塊，洗淨，用沸水焯燙去血水。鍋中倒入植物油5克，燒至七成熱，炒香蔥段和薑片，放入豬排骨、料酒翻炒均勻，淋入適量清水，小火煮至豬排骨八成熟，下入蓮藕煮至熟軟，加鹽調味即可。 | 835kcal |
| | 蒜蓉綠花椰 | 綠花椰250g，大蒜5g，鹽2g，植物油10g | 大蒜拍成泥待用，將綠花椰洗淨，掰成小朵，鍋中放寬水加一點植物油燒開，開鍋後放入綠花椰，待顏色變深立即撈出備用。另起鍋燒熱後放入植物 | |

續下表

| 餐次 | 食物 | 原料用量 | 製作方法 | 能量 |
|---|---|---|---|---|
| | | | 油，燒至四成熱放蒜蓉炒香，放入綠花椰，翻炒均勻，加鹽調味即可。 | |
| | 糙米飯 | 糙米100g | | |
| 午茶 | 應季水果 | 250g | | 95kcal |
| 晚餐 | 兩面發糕 | 玉米麵20g，麵粉30g | 將二粉和云拌水，上鍋蒸熟即可。 | 445kcal |
| | 西湖牛肉羹 | 牛肉50g、雞蛋清25g、雞蛋液60g、水發香菇60g、料酒、白胡椒粉、水澱粉、香菜末、鹽、雞粉、芝麻油5g各適量 | 牛肉洗淨切小粒，汆燙，加料酒、雞蛋清、白胡椒粉、水澱粉拌勻；香菇去柄，洗淨，切粒；鍋中放水燒開，下牛肉粒煮沸，轉小火煮10分鐘，下香菇粒煮5分鐘，加鹽、雞粉、水澱粉煮沸；淋雞蛋液攪勻，撒入香菜末，淋上芝麻油即可。 | |
| | 清炒蘆筍百合 | 蘆筍200g，鮮百合10g，鹽2g，蔥花、雞粉5g，植物油10g | 將蘆筍、百合洗淨，蘆筍切斜刀；把鍋燒熱，放入植物油燒至四成熱，放入蔥花煸香，立即放入蘆筍，炒至六成熟放入鮮百合，鹽、雞粉，待百合斷生，立即盛出即可。 | |
| 宵夜 | 牛奶 | 250ml | | 127kcal |
| 合計 | 2080kcal | | | |

注：

草莓100克（可食部）

營養成分：熱量32kcal、蛋白質1.0g、脂肪0.2g、碳水化合物7.1g、膳食纖維1.1g、維生素C45mg。草莓的維生素C含量高，同時還含有豐富的果膠和不溶性纖維，可幫助消化，通暢大便。中醫認為：草莓性涼味酸，具有潤肺生津、清熱涼血、健脾解酒等功效。對結腸癌有輔助療效。草莓表面粗糙，不易洗淨，可用淡鹽水浸泡10分鐘，切碎加入優酪乳中即可食用。

蓮藕

蓮藕的營養價值和藥用價值都很高，蓮藕含有多酚類化合物、過氧化物酶，能清除體內的廢物，生物學價值高。中醫認為：生藕性寒，能生津涼血，熟藕性溫補脾益血。蓮藕可用於止血和鎮咳，生吃效果比較好，榨汁加蜂蜜和溫水直接飲用。

綠花椰 100g（可食部）

營養成分：熱能36kcal、蛋白質4.1g、脂肪0.6g、碳水化合物4.3g、膳食纖維1.6g、維生素A1202μgRE、胡蘿蔔素7210μg、維生素C51mg。花椰菜俗稱菜花，有白綠兩種，綠色又叫綠花椰。常吃菜花可減少乳腺癌、直腸癌及胃癌的發生。菜花已被各國列為抗癌食品，綠花椰對幽門螺桿菌有功效。

糙米

其米糠和胚芽部分含有豐富的維生素B 和維生素E，糙米中鉀、鎂、鋅、鐵含量較高，有利於預防心血管疾病和貧血。糙米保留了大量膳食纖維，可促進腸道有益菌增殖，膳食纖維還能與膽汁中的膽固醇結合，促進膽固醇排出，幫助降低血脂。糙米雖然具有很高的營養價值，但口感較粗，質地硬，不好吸收，老年人或胃腸功能較差的人不宜單獨食用。

## 二、不能正常進食的流食食譜

| 餐次 | 食物 | 原料用量 | 製作方法 | 能量 |
| --- | --- | --- | --- | --- |
| 早餐 | 濃米湯、蒸嫩蛋羹 | 雞蛋60g，濃米湯200ml | | 117kcal |
| 早加餐 | 胡蘿蔔汁 | 胡蘿蔔200g、油5g | 鍋中放入適量的清水，水開後放入切好的胡蘿蔔、植物油，馬上蓋上蓋，再開鍋後煮2~3分鐘關火，放溫後，用攪拌機搗碎，過濾即可。 | 115kcal |
| 午餐 | 牛奶沖杏仁霜、大棗鯽魚湯 | 杏仁霜25g、牛奶250ml，大棗20g、鯽魚180g | 杏仁霜先用溫開水調開，再用煮沸的牛奶沖調。<br>大棗5枚，鯽魚一條，去膛、洗淨，放入熱油鍋中稍煎片刻，加入沸水煮開，將鯽魚放入鍋中煮至熟，放鹽調味即可。 | 247kcal |
| 下午茶 | 小白菜水 | 小白菜200g、植物油 | 鍋中放入適量的清水，水開後放入切好的小白菜、植物油，馬上蓋上蓋，再開鍋後煮2~3分鐘關火，放溫後，用攪拌機搗碎，過濾即可。 | 57kcal |
| 晚餐 | 牛奶蒸蛋羹 | 雞蛋60g、牛奶150ml | 雞蛋打散，倒入牛奶150g，放鹽攪拌，上鍋蒸10分鐘，出鍋後淋香油、醬油各少許 | 159kcal |
| 宵夜 | 濃藕粉 | 藕粉30g | 開水200ml沖調 | 111kcal |
| 合計 | | | 806kcal | |

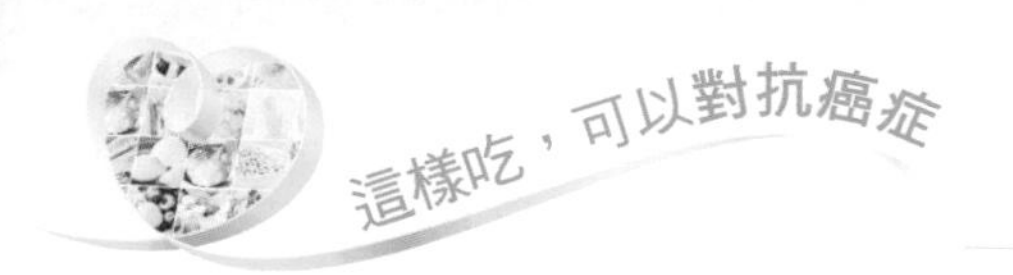


注：

鯽魚是富含蛋白質的淡水魚，自古就有「鯽魚腦殼四兩參」的說法。每100g鯽魚（可食部）含蛋白質17.1g、脂肪2.7g、鋅含量較高1.94mg、硒14.31μg。鯽魚有健脾利濕，和中開胃，溫中下氣功效，對脾胃虛弱、水腫、氣管炎、哮喘、糖尿病有益。

鯽魚與豆腐搭配燉湯營養最佳，烹調鯽魚時不要放味精，鯽魚本身就具有很好的鮮味。鯽魚以清蒸或煮湯效果最好，紅燒也可，但經過煎炸功效會打折扣。

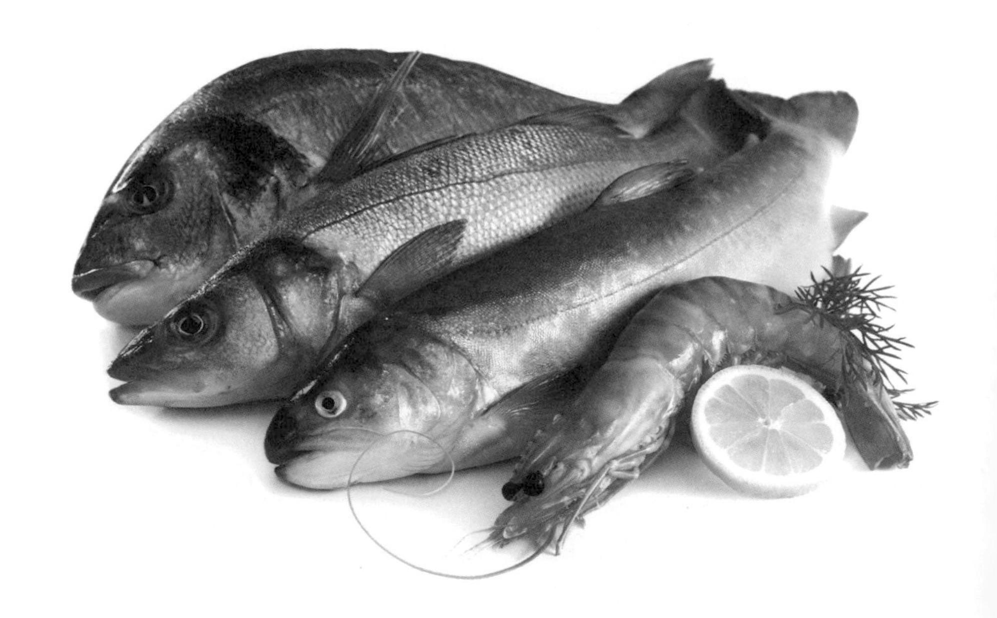

# 第二節 特別難吞嚥時的食譜

## 一、吞嚥困難時吃什麼

高蛋白食物：牛奶濃湯、肉泥丸子、砂鍋燉菜、雞蛋羹。

糧穀類食品：爛麵條、疙瘩湯、米糊、藕粉。

水果和蔬菜：菜泥、果泥、馬鈴薯泥。

飲料和甜點：蜂蜜、奶昔、蛋糕、甜點心。

其他：自製或工業勻漿膳、腸內營養製劑。

## 二、適合吞嚥困難患者的自製勻漿膳配方

原料：大米200克加1.5升水煮成稠粥；煮熟的雞蛋1個去皮；北豆腐100克，沸水煮2分鐘；雞胸肉或豬里脊肉50克，水煮熟；綠葉菜300克，沸水中焯1分鐘（可選菠菜、油菜葉、圓白菜、胡蘿蔔去皮）；植物油25克（可選山茶油、橄欖油、核桃油、葵花油、大豆油）；鹽4克；蛋白粉20克（約2大勺）。

製作方法：將以上原料全部放入攪拌機或勻漿機，製成勻漿膳。分成6份，口服；吃不完的放入冰箱冷藏，過夜需冷凍保存。

營養成分：每份勻漿含熱量220千卡，蛋白質11克；另外再喝低脂牛奶300毫升，水果汁200毫升，全天熱量合計1600千卡，蛋白質78克。

# 第三節 粥類推薦

## 一、清咽潤燥粥

用於頭頸部放療患者咽乾、咽痛、口腔糜爛、吞嚥困難、大便燥結等症狀的緩解和改善。

**材料：**生地30克、元參30克、麥冬30克、陳皮20克、銀耳30克、山藥50克、大米250克、小米250克。

**製作方法：**生地、元參和陳皮煎成100毫升湯藥，去渣待用；銀耳、山藥切碎；無油乾淨湯鍋加水燒開，放入大米、小米、銀耳、山藥和湯藥，煮熟後即可食用。用高壓鍋或電鍋煮，口感更細滑，便於吞嚥。

## 二、補血養氣粥

用於放化療患者貧血、白血球低、精神疲倦、頭暈眼花、心悸氣短、毛髮無澤易脫、羸瘦萎黃等症狀的改善。

**材料：**當歸30克、黃芪50克、熟地30克、砂仁20克、枸杞子30克、紫米150克、大米150克、小米200克、花生米150克、紅小豆100克、小棗250克。

**製作方法：**中藥煎至100毫升，去渣待用；無油乾淨湯鍋加水燒開，放入枸杞子、紫米、大米、小米、花生米、紅小豆和小棗，煮至八成熟時，加入待用湯藥，繼續煮至爛熟。依個人喜好，或甜或鹹都可。

# 第四節 湯品推薦

## 一、桂花栗子羹

材料：鮮板栗250克，糖桂花適量、白糖適量、藕粉適量。

製作方法：將鮮板栗洗淨，用刀順直斬一刀，放在開水鍋內煮5分鐘後取出。趁熱剝去皮殼，放入盤內上籠用大火蒸5分鐘後取出，切丁備用；鍋置於火上，放入清水，倒入栗子肉丁和白糖燒開，撇去浮末，放入糖桂花，用藕粉加清水調稀，勾芡成稠濃羹湯即可。

## 二、排骨栗子湯

材料：豬排骨250克，雞爪2隻，去皮板栗100克，鹽4克，蔥段、薑片、料酒、芝麻油各適量。

製作方法：將豬排骨洗淨，切成5公分長的段；雞爪剁去爪尖，洗淨；將豬排骨和雞爪分別用沸水焯燙，去血水；鍋置於火上，倒入適量清水燒開，放入豬排骨及雞爪大火煮沸，再加入去皮板栗、蔥段、薑片，淋入料酒，大火煮沸後轉小火煮1小時，加入鹽調味，淋入芝麻油即可。

## 三、粉絲蘿蔔湯

材料：白蘿蔔150克，粉絲和洋蔥各50克；鹽、胡椒粉各3克、雞精1克、香菜段和高湯各適量。

**製作方法：**白蘿蔔去皮洗淨切成細絲，粉絲泡發好，洋蔥去皮切絲，高湯煮沸後放入白蘿蔔絲煮熟，加入粉絲和洋蔥煮約5分鐘，加鹽、胡椒粉、雞精調味，撒上香菜段即可。

## 四、絲瓜蒟蒻湯

**材料：**絲瓜300克，蒟蒻100克，綠豆芽100克，枸杞10克，高湯和鹽各適量。

**製作方法：**將絲瓜洗淨去皮切塊備用，綠豆芽洗淨，蒟蒻、枸杞用熱水泡洗；鍋內倒入高湯煮開，放入絲瓜、蒟蒻，煮10分鐘左右，再放入綠豆芽稍煮一下，放入枸杞，加鹽調味即可。

## 五、群菇燉小雞

**材料：**處理乾淨的小雞1隻，口蘑、蟹味菇和雞腿菇各50克；鹽5克，白糖3克，蔥段、料酒、香蔥末、蒜瓣、蘑菇高湯各適量。

**製作方法：**小雞切塊，口蘑、蟹味菇、雞腿菇洗淨，焯水撕成絲備用；鍋中加入蘑菇高湯，放入雞塊和各種蘑菇，加入蔥段、蒜瓣，中火燒開後，加料酒，轉小火燉至雞肉爛熟，加鹽、白糖調味，撒入香蔥末即可。

## 六、桂圓花生紅棗湯

**材料：**紅棗、桂圓、花生仁各100克，紅糖適量。

**製作方法**：將紅棗洗淨去核，花生仁洗淨，桂圓去皮核備用；湯鍋中加入適量清水，加紅棗、桂圓肉和花生仁，大火燒沸，轉小火燉煮30分鐘，加入紅糖攪勻即可。

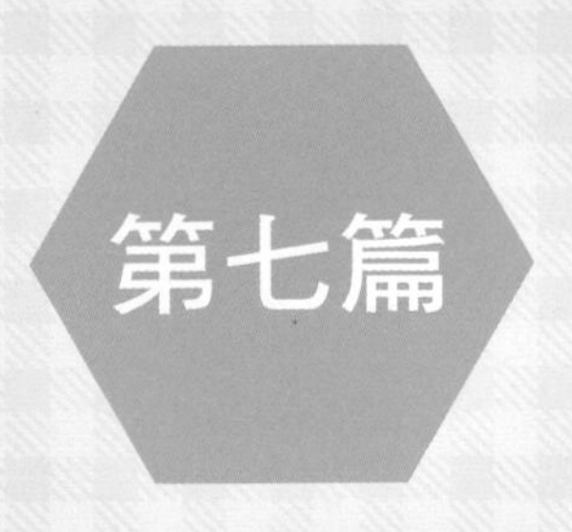

# 第七篇

# 附錄和工具書

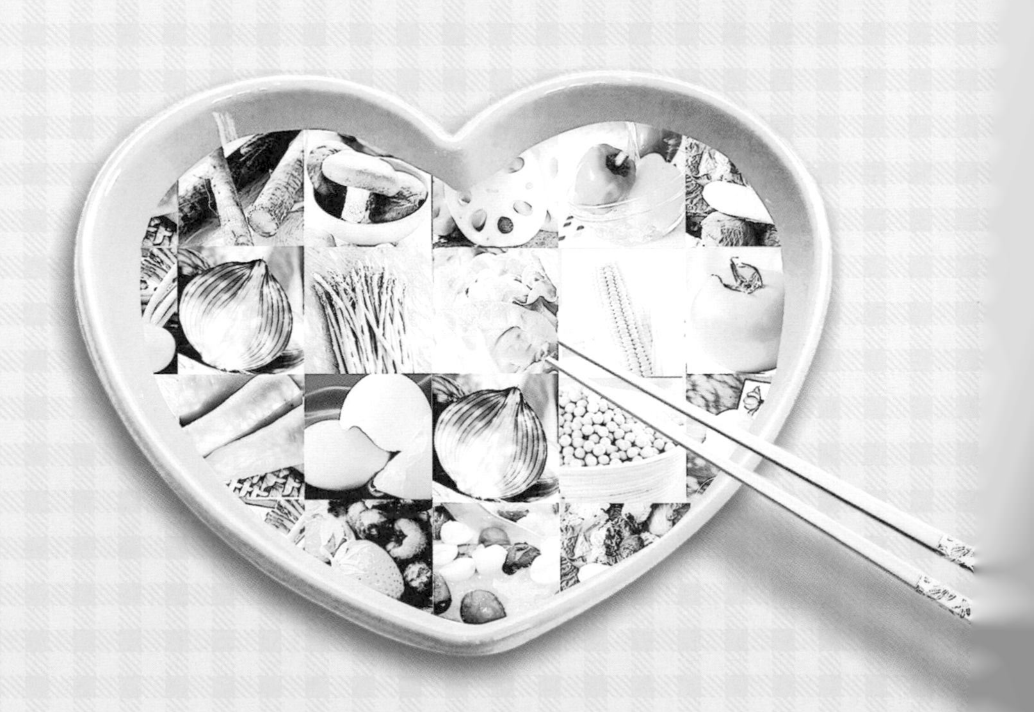

# 腫瘤相關檢查指標

## 一、體格檢查指標

**體重**：體重變化是營養風險篩查的一個主要指標，營養師可根據患者6個月內、1個月內、1周內體重變化情況，對其營養風險進行評分；體重也是計算營養需要量的重要參數。

**體質指數（BMI）**：體重（kg）/身高$^2$（$m^2$）。

BMI＜18.5為營養不良，18.5~23.9為正常，24~28為超重，＞28為肥胖。

**肱三頭肌皮褶厚度TSF和上臂中圍MAC**：主要是測量組織體積，二者聯合可進一步分析人體中肌肉和脂肪的比例，這兩個指標與體成分分析結合會更加準確地判斷患者體脂肪和肌肉的比例。

**人體成分分析**：生物電阻抗分析法是目前測量人體成分並對其進行分析的常用技術，可反映患者細胞外液和總水分、蛋白質、脂肪、肌肉尤其是骨骼肌以及鈣的含量。

## 二、實驗室檢驗指標

**白血球**：參考值為4.0~10.0×109/L。白血球作為免疫細胞，在機體發生炎症或其他疾病時，血液內的白血球總數或細胞分類百分比可有變化。除了在血液外，白血球還存在於淋巴系統、脾以及身體的其他組織中。

1.增多：常見於急性細菌性感染、嚴重組織損傷、大出血、中毒和白血病等。

2.減少：鎮痛藥、磺胺類藥的服用；病毒感染；免疫系統衰弱，當腫瘤患者接受化療時，由於化療藥物會直接抑制骨髓細胞造血，可導致白血球降低。

**中性粒細胞**：參考值為2.0~4.0×109/L。中性粒細胞減少，臨床上最常見原因為放化療副作用，發生機制同白血球。

**淋巴細胞**：參考值為0.8~4×109/L。淋巴細胞是白血球的一種，由淋巴器官產生，機體免疫應答功能的重要細胞成分，包括T細胞、B細胞和NK細胞等亞類，分別介導機體的細胞免疫、體液免疫和對腫瘤細胞和病毒感染細胞的殺傷作用等免疫學功能。

**血紅蛋白**：參考值範圍成年男性：120~160g/L、成年女性：110~150g/L，凡低於以上指標者即是貧血。腫瘤相關性貧血主要是指在腫瘤疾病的發展過程中以及治療過程中發生的貧血，腫瘤相關性貧血是惡性腫瘤最常見的伴隨疾病之一。腫瘤相關性貧血是由多種原因引起的，主要包括兩類因素：腫瘤方面的因素，如失血、溶血、骨髓受侵；或針對腫瘤治療方面的因素，如化療的骨髓抑制作用、腫瘤放射治療等。

**紅血球**：參考值範圍男性4.0~5.5×1012/L、女性3.5~5.0×1012/L，臨床意義同血紅蛋白。

**血小板**：參考值範圍100~300×109/L。血小板在止血、傷口癒合、炎症反應、血栓形成及器官移植排斥等生理和病理過程中有重要作用。血小板減低為放化療常見的副作用之一。

**血清總蛋白**：參考值範圍成人：60~80g/L。血清總蛋白是血清固體成分中含量最多的一類物質，可分為白蛋白和球蛋白兩類，具有維持血管內正常膠體滲透壓和酸鹼度，運輸多種代謝物，調節被運輸物質的生理作用等多種功能，並與機體的免疫功能有著密切的關係。血清總蛋白水準主要反映肝臟合成功能和腎臟病變造成蛋白質丟失的情況，在惡性腫瘤患者中，可見血清總蛋白減低。

**轉鐵蛋白**：參考值2.0~4.0g/L。在肝臟合成，是反映機體營養底物供給及肝臟功能的重要指標，其半衰期為8天，因此較白蛋白更能反映機體營養狀況及肝臟功能。

**血清前白蛋白**：參考值200~400mg/L。血清前白蛋白測定可反映肝臟合成和分泌蛋白質的功能，可作為肝功能損害的早期指標，以及營養底物攝入充足與否的指標。

**C-反應蛋白**：參考值0.8~8mg/L。作為急性時相反應的一個極靈敏的指標，其升高見於機體有應激情況，如創傷、感染、炎症、外科手術、腫癌浸潤等。

**谷丙轉氨酶**：參考值為0~40u/L。主要存在於肝細胞漿內，是肝功能損害的靈敏指標，在腫瘤患者化療過程中，常伴有肝功能損害，而導致轉氨酶升高，但大部分在停藥後可恢復正常。

**谷草轉氨酶**：參考值為4~40u/L。臨床意義如下：

1.谷草轉氨酶在肌肉含量較高，升高可以提示心肌損害或心肌炎。

2.谷草轉氨酶高可以反映肝細胞損傷，意義同谷丙轉氨酶。

**總膽紅素**：參考值：3.4~17.1μmol/L。總膽紅素是直接膽紅素和間接膽紅素二者的總和。當血清總膽紅素增高時，人的皮膚、眼睛鞏膜、尿液和血清呈現黃色，故稱黃疸。當肝臟發生炎症、壞死、中毒等損害時均會引起黃疸，膽道疾病及溶血性疾病也會引起黃疸。

**肌酐**：參考值範圍：男性60~110μmol/L、女性45~90μmol/L。肌酐是反映腎功能的重要指標，當升高時表示腎功能不全，降低時常提示重度營養不良、肌肉萎縮。

**尿素氮**：參考值範圍2.14~7.14mmol/L。尿素氮是人體蛋白質代謝的主要終末產物，高蛋白飲食、消化道出血、高分解代謝狀態、脫水、腎缺血、血容量不足時均會增高；而低蛋白飲食、肝疾病時常降低，此時可稱為低氮質血症。各種腎實質性病變，如腎小球腎炎、間質性腎炎、急慢性腎功能衰竭、腎內占位性和破壞性病變均可使血尿素氮增高。

**甘油三酯**：參考值範圍成人0.45~1.69mmol/L，常反映機體脂肪代謝狀況，升高表明脂肪代謝障礙，或者脂肪攝入過量。惡性腫瘤患者由於脂肪代謝紊亂，常出現高甘油三酯血症。

**膽固醇**：參考值範圍2.85~5.69mmol/L。反映脂類代謝狀況，分為高、低、極低密度脂蛋白膽固醇。

**血尿酸**：參考值：男性237.9~356.9μmol/L、女性178.4~297.4μmol/L。血尿酸增高見於痛風、急性或慢性腎小球腎炎、腎結核、腎盂積水、子癇、慢性白血病、紅血球增多症、尿毒症腎炎、肝臟疾患、氯仿和鉛中毒、甲狀腺功能減低、多發性骨髓瘤、白血病、妊娠反應紅血球增多症。血尿酸減低見於惡性貧血、Fanconi綜合症、使用阿司匹林、先天性黃嘌呤氧化酶和嘌呤核苷磷酸化酶缺乏等。

**糖化血紅蛋白：**參考值範圍成人<6.5%。糖化血紅蛋白是人體血液中紅血球內的血紅蛋白與血糖結合的產物，糖化血紅蛋白與血糖濃度成正比，並且保持120天左右。所以，測試糖化血紅蛋白可以觀測到此前120天的血糖濃度。即患者近8~12周的血糖控制情況。

**血糖：**參考值範圍3.9~6.1mmol/L。指血液中所含的葡萄糖濃度，血糖升高表明葡萄糖代謝紊亂，是診斷糖尿病的主要指標。

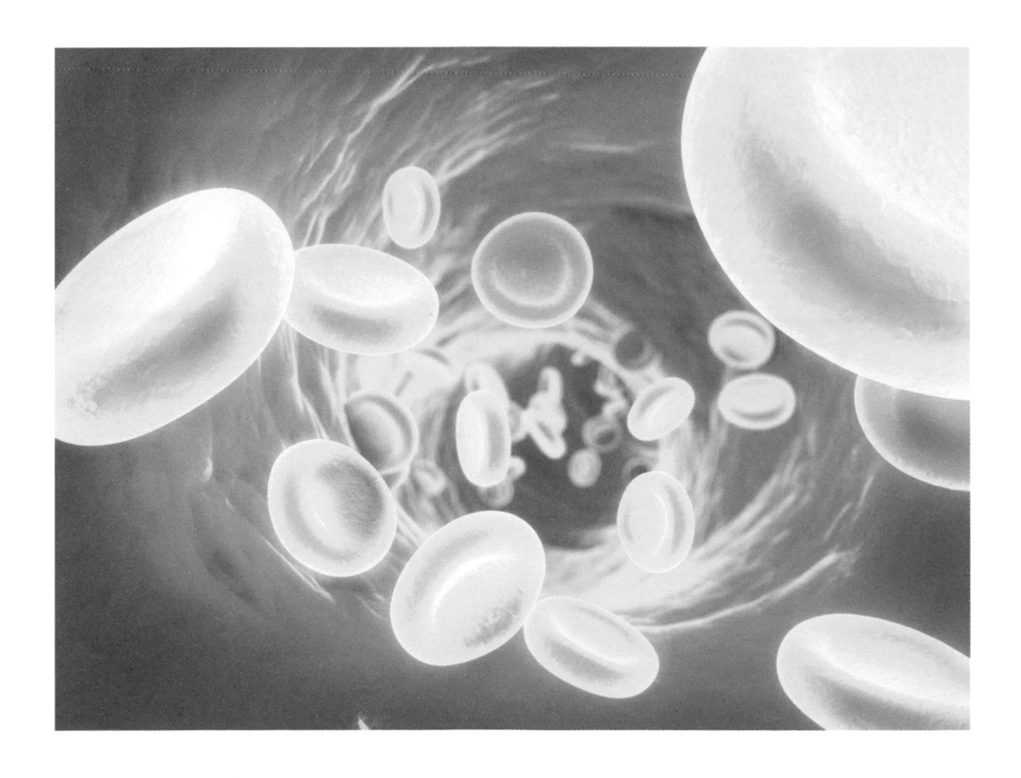

# 營養風險篩查量表

## NRS2002

### 一、疾病狀態評分

| 疾病狀態 | 分數 | 若「是」請打勾 |
|---|---|---|
| 骨盆骨折或者慢性病患者合併有以下疾病：肝硬化、慢性阻塞性肺病、長期血液透析、糖尿病、腫瘤 | 1 | |
| 腹部重大手術、中風、重症肺炎、血液系統腫瘤 | 2 | |
| 顱腦損傷、骨髓抑制、加護病患（APACHE>10分） | 3 | |
| 合計 | | |

### 二、營養狀況受損評分

| 營養狀況指標（單選） | 分數 | 若「是」請打勾 |
|---|---|---|
| 正常營養狀態 | 0 | |
| 3個月內體重減輕>5%；最近1個星期進食量（與需要量相比）減少20%~50% | 1 | |
| 2個月內體重減輕>5%或最近1個星期進食量（與需要量相比）減少50%~75%或BMI值為18.5~20.5 | 2 | |
| 1個月內體重減輕>5%（或3個月內減輕>15%）；或最近1個星期進食量（與需要量相比）減少70%~100%；或BMI值<18.5 | 3 | |
| 合計 | | |

## 三、年齡評分

| 年齡 | 分數 | |
|---|---|---|
| 年齡≥70歲加算1分 | | |

## 四、營養風險篩查結果

| 營養風險篩查總分 | |
|---|---|
| 總分≥3.0：患者有營養風險，需營養支持治療 | |
| 總分<3.0：每週重新篩查其營養狀況 | |

# 營養評定量表

## PG-SGA

### 患者自評表

**1.體重**

目前我的體重約為____公斤；1個月前體重約為____公斤；6個月前體重約為____公斤

| 1個月體重丟失情況 | 分數 | 6個月體重丟失情況 |
|---|---|---|
| 10% | 4 | 20% |
| 5%~9.9% | 3 | 10%~19.9% |
| 3%~4.9% | 2 | 6%~9.9% |
| 2%~2.9% | 1 | 2%~5.9% |
| 0%~1.9% | 0 | 0%~1.9% |
| 過去兩周我的體重 | | |
| 減輕 | 1 | |
| 沒變化 | 0 | |
| 增加 | 0 | |
| 總分 | | |

**2.進食情況**

| 在過去1個月裡，我的進食情況與平時相比 | 評分 |
|---|---|
| 沒變化 | 0 |
| 比以往多 | 0 |
| 比以往少 | 1 |
| 我目前進食： | 可多選，以最高分作為本項計分 |

續下頁

| 在過去1個月裡，我的進食情況與平時相比 | 評分 |
|---|---|
| 正常飲食 | 0 |
| 正常飲食，但比正常情況少 | 1 |
| 少量固體食物 | 2 |
| 只能進食流食或口服營養製劑 | 3 |
| 幾乎什麼都吃不下 | 4 |
| 只能通過管飼進食或靜脈營養 | 0 |
| 總分 | |

3.症狀

| 近2周來，我有以下問題影響我的進食 | 評分<br>（可多選，評分可累計相加，偶爾出現的症狀不能作為選擇） |
|---|---|
| 吃飯沒有問題 | 0 |
| 噁心 | 1 |
| 便秘 | 1 |
| 口乾 | 1 |
| 食物沒有味道或味道不好 | 1 |
| 其他如抑鬱、經濟問題或牙齒問題 | 1 |
| 口腔潰瘍 | 2 |
| 吞嚥困難 | 2 |
| 沒有食欲，不想吃 | 3 |
| 嘔吐 | 3 |
| 腹瀉 | 3 |
| 疼痛，部位： | 3 |
| 總分 | |

**4.活動和身體**

| 過去1個月，您的活動狀況 | 評分<br>（單選，選擇最符合的一項） |
|---|---|
| 正常，無限制 | 0 |
| 不像往常，但還能起床進行適當活動 | 1 |
| 多數時候不想起床，但臥床或坐椅時間不超過半天 | 2 |
| 幾乎做不了什麼事，一天大多數時候都臥床或在椅子上 | 3 |
| 幾乎完全臥床，無法起床 | 3 |
| 總分 | |

總評分：1+2+3+4= _____分

**5.疾病與營養需求的關係**

相關診斷（特定）：　　　　　　　　年齡：　　　歲

原發疾病分期（如已知或適用）　I　II　III　IV　　　　其他：

| 疾病 | 評分<br>（單選或多選，累積計分，不選不計分） |
|---|---|
| 癌症 | 1 |
| AIDS | 1 |
| 肺源或心源性惡液質 | 1 |
| 出現開放傷口、腸痛、褥瘡 | 1 |
| 存在創傷 | 1 |
| 年齡在65歲以上 | 1 |
| 總分 | |

### 6.代謝需求（代謝應激）

| 應激因素 | 評分（累計評分） | | | |
|---|---|---|---|---|
| | 無（0） | 輕度（1） | 中度（2） | 重度（3） |
| 發熱 | 無 | 37.2~38.3℃ | 38.3~38.8℃ | >38.8℃ |
| 發熱持續時間 | 無 | <72小時 | 72小時 | >72小時 |
| 是否使用激素 | 無 | 低劑量（<10毫克/天強的松或相當劑量的其他激素） | 中劑量（10~30毫克/天強的松或相當劑量的其他激素 | 大劑量（>30毫克/天強的松或相當劑量的其他激素） |
| 總分 | | | | |

### 7.體格檢查

主要檢查：脂肪儲存、肌肉情況、水腫情況三個方面；檢查順序是從上到下、從頭到腳。

| 檢查項目 | 評分 | | | |
|---|---|---|---|---|
| | 正常（0） | 輕度異常（1） | 中度異常（2） | 重度異常（3） |
| 脂肪儲備 | 評分相加 | | | |
| 眼眶脂肪 | 眼眶無凹陷，眉弓不突出 | 眼眶輕度凹陷，眉弓輕度突出 | 介於輕度和重度異常之間 | 眼窩凹陷明顯，皮膚鬆弛，眉弓突出 |
| 三頭肌皮褶厚度 | 大量脂肪組織 | 感覺比正常人略少 | 介於輕度和重度異常之間 | 兩指間空隙很少，甚至緊貼 |
| 下肋脂肪厚度 | 兩指間很厚，看不到肋骨 | 與正常人相差無幾，看到肋骨輪廓 | 介於輕度和重度異常之間 | 兩指間空隙很少，甚至緊貼，下肋骨明顯突出 |
| 脂肪丟失得分 | | | | |

續下頁

| 檢查項目 | 評分 | | | |
|---|---|---|---|---|
| | 正常（0） | 輕度異常（1） | 中度異常（2） | 重度異常（3） |
| 肌肉狀況 | 評分相加 | | | |
| 顳部（顳肌） | 看不到明顯凹陷 | 輕度凹陷 | 凹陷 | 顯著凹陷 |
| 鎖骨部位（胸部三角肌） | 男：看不到鎖骨，女：看到但不突出 | 部分凸出 | 凸出 | 明顯凸出 |
| 肩部（三角肌） | 圓形 | 肩縫輕度凸出 | 介於輕度和重度異常之間 | 肩鎖關節方形，骨骼凸出 |
| 肩胛骨（背闊肌、斜方肌、三角肌） | 肩胛骨不凸出，內側不凹陷 | 肩胛骨輕度凸出，肋、肩胛、肩、脊柱間輕度凹陷 | 肩胛骨凸出，肋、肩胛、肩、脊柱間凹陷 | 肩胛骨明顯凸出，肋、肩胛、肩、脊柱間顯著凹陷 |
| 骨間肌 | 拇指和食指對捏時肌肉凸出，女性可平坦 | 平坦 | 輕微凹陷 | 明顯凹陷 |
| 大腿（骨四頭肌） | 圓潤，張力明顯 | 輕度消瘦，肌力較弱 | 介於輕度和重度異常之間 | 大腿明顯消瘦，幾乎無張力 |
| 小腿（腓腸肌） | 肌肉發達 | 消瘦，有肌肉輪廓 | 消瘦，肌肉輪廓模糊 | 消瘦，無肌肉輪廓，肌肉鬆垮無力 |
| 肌肉消耗得分 | | | | |

續下頁

| 檢查項目 | 評分 | | | |
|---|---|---|---|---|
| | 正常（0） | 輕度異常（1） | 中度異常（2） | 重度異常（3） |
| 水腫情況 | 評分 | | | |
| 踝水腫 | 無凹陷 | 輕微凹陷 | 介於輕度和重度之間 | 凹陷非常明顯，不回彈 |
| 骶部水腫 | 無凹陷 | 輕微凹陷 | 介於輕度和重度之間 | 凹陷非常明顯，不能回彈 |
| 腹水 | 無移動性濁音，無振水音、腹圍無增大 | 左右側臥時有移動性濁音 | 患者平臥時有振水音 | 患者感到腹脹明顯，腹圍增大 |
| 水腫情況得分 | | | | |
| 總分 | | | | |

## PG-SGA 綜合評價

### 1.定量評價

1+2+3+4+5+6+7=________分

**0~1分**：目前不需干預措施，治療期間保持常規隨診及再評價。

**2~3分**：由營養師、護士或其他醫護人員對患者或家屬進行宣教，並依據患者症狀和實驗室檢查結果，進行藥物干預。

**4~8分**：需要營養師進行干預，並根據症狀與醫生和護士聯合進行營養干預。

**≥9分**：急需進行症狀改善和（或）營養干預。

## 2.定性評價

| 分類 | A（營養良好） | B（可疑或中度營養不良） | C（重度營養不良） |
|---|---|---|---|
| 體重 | 無丟失或無水腫或近期明顯改善 | 1個月內體重丟失不超過5%或6個月內不超過10%或體重持續下降 | 1個月內體重丟失超過5%或6個月內丟失超過10%或體重持續下降 |
| 營養攝入 | 無缺乏或近期顯著改善 | 攝入明顯減少 | 攝入嚴重減少 |
| 營養相關症狀 | 沒有或近期顯著改善 | 存在相關症狀 | 存在明顯的症狀 |
| 功能 | 無缺陷或近期顯著改善 | 中度功能缺陷或近期加重 | 重度缺陷或顯著的進行性加重 |
| 體格檢查 | 無缺陷或有慢性缺陷但近期有臨床改善 | 輕到中度的體脂/肌肉丟失 | 顯著的營養不良指徵，包括水腫 |
| 總評價 | | | |

## 3.定性評價與定量評價關係

| 等級 | 定性評價 | 定量評價 |
|---|---|---|
| PG-SGA A | 營養良好 | 0-1分 |
| PG-SGA B | 可疑或中度營養不良 | 2-8分 |
| PG-SGA C | 重度營養不良 | ≥9分 |

營養醫師：　　　　日期：

# 一周膳食記錄表

| 餐別 | 食物類別 | 週一/月日 | | 週二/月日 | | 週三/月日 | | 週四/月日 | | 週五/月日 | | 週六/月日 | | 週日/月日 | |
|---|---|---|---|---|---|---|---|---|---|---|---|---|---|---|---|
| | | 食用量 | 熱量 | 食用量 | 熱量 | 食用量 | 熱量 | 食用量 | 熱量 | 食用量 | 熱量 | 食用量 | 熱量 | 食用量 | 熱量 |
| 早 | | | | | | | | | | | | | | | |
| | | | | | | | | | | | | | | | |
| | | | | | | | | | | | | | | | |
| | | | | | | | | | | | | | | | |
| 中 | | | | | | | | | | | | | | | |
| | | | | | | | | | | | | | | | |
| | | | | | | | | | | | | | | | |
| | | | | | | | | | | | | | | | |
| | | | | | | | | | | | | | | | |
| 晚 | | | | | | | | | | | | | | | |
| | | | | | | | | | | | | | | | |
| | | | | | | | | | | | | | | | |
| | | | | | | | | | | | | | | | |
| | | | | | | | | | | | | | | | |
| 其他 | | | | | | | | | | | | | | | |
| | | | | | | | | | | | | | | | |
| | | | | | | | | | | | | | | | |
| 全天總熱量 | | | | | | | | | | | | | | | |

## 主要食物成分表

| 類別 | 食物類別 | 食部 | 能量 kcal | 蛋白質 g | 脂肪 g | 碳水化合物 g | 維生素A μgRE | 維生素C mg | 鈣 mg | 磷 mg | 鉀 mg | 鈉 mg | 鐵 mg | 鋅 mg | 硒 ug |
|---|---|---|---|---|---|---|---|---|---|---|---|---|---|---|---|
| 主食類 | 小麥標準粉 | 100 | 349 | 11.2 | 1.5 | 73.6 | / | / | 31 | 188 | 190 | 3.1 | 3.5 | 1.64 | 5.36 |
| | 富強粉 | 100 | 351 | 10.3 | 1.1 | 75.2 | / | / | 27 | 114 | 128 | 2.7 | 2.7 | 0.97 | 6.88 |
| | 粳米（標二） | 100 | 347 | 8 | 0.6 | 77.7 | / | / | 3 | 99 | 78 | 0.9 | 0.4 | 0.89 | 6.4 |
| 蔬菜類 | 番茄 | 97 | 20 | 0.9 | 0.2 | 4 | 92 | 19 | 10 | 23 | 163 | 5 | 0.4 | 0.13 | 0.15 |
| | 冬瓜 | 80 | 12 | 0.4 | 0.2 | 2.6 | 13 | 18 | 19 | 12 | 78 | 1.8 | 0.2 | 0.07 | 0.22 |
| | 菠菜 | 89 | 28 | 2.6 | 0.3 | 4.5 | 487 | 32 | 66 | 47 | 311 | 85.2 | 2.9 | 0.85 | 0.97 |
| 菌藻類 | 木耳（乾） | 100 | 265 | 12.1 | 1.5 | 65.6 | 17 | / | 247 | 292 | 757 | 48.5 | 97.4 | 3.18 | 3.72 |
| | 香菇（乾） | 95 | 274 | 20 | 1.2 | 61.7 | 3 | 5 | 83 | 258 | 464 | 11.2 | 10.5 | 8.57 | 6.42 |
| 水果類 | 紅富士蘋果 | 85 | 49 | 0.7 | 0.4 | 11.7 | 17 | 2 | 3 | 11 | 115 | 0.7 | 0.7 | / | 0.98 |
| | 香蕉 | 59 | 93 | 1.4 | 0.2 | 22 | 10 | 8 | 7 | 28 | 256 | 0.8 | 0.4 | 0.18 | 0.87 |
| 畜肉類 | 豬肉（精瘦） | 100 | 143 | 20.3 | 6.2 | 1.5 | 44 | / | 6 | 189 | 305 | 57.5 | 3 | 2.99 | 9.5 |
| | 牛肉（肥瘦） | 99 | 125 | 19.1 | 4.2 | 2 | 7 | / | 23 | 168 | 216 | 84.2 | 3.3 | 4.73 | 6.45 |
| 禽肉類 | 雞肉 | 66 | 167 | 19.3 | 9.4 | 1.3 | 48 | / | 9 | 156 | 251 | 63.3 | 1.4 | 1.09 | 11.75 |
| | 鴨肉 | 68 | 240 | 15.5 | 19.7 | 0.2 | 52 | / | 6 | 122 | 191 | 69 | 2.2 | 1.33 | 12.25 |
| 奶蛋類 | 牛奶 | 100 | 54 | 3 | 3.2 | 3.4 | 24 | 1 | 104 | 73 | 109 | 37.2 | 0.3 | 0.42 | 1.94 |
| | 雞蛋 | 88 | 144 | 13.3 | 8.8 | 2.8 | 234 | / | 56 | 130 | 154 | 131.5 | 2 | 1.1 | 14.34 |
| 魚蝦類 | 小黃花魚 | 63 | 99 | 17.9 | 3 | 0.1 | / | / | 78 | 188 | 228 | 103 | 0.9 | 0.94 | 55.2 |
| | 比目魚 | 72 | 107 | 21.1 | 2.3 | 0.5 | 117 | / | 107 | 135 | 264 | 150.4 | 0.4 | 0.92 | 29.45 |
| | 蝦仁 | 100 | 198 | 43.7 | 2.6 | | 21 | / | 555 | 666 | 550 | 4891.9 | 11 | 3.82 | 75.4 |

# 與腫瘤相關的維生素、礦物質、微量元素一覽表

| 微量元素 | 與身體的關聯性 | 最佳來源 |
|---|---|---|
| 硒 | 增強抗氧化能力，抑制早期癌細胞發展；治療期間如攝取足量，防止癌細胞分化及轉移；減損細胞分裂，修補受損DNA；可能預防腺癌、胃癌 | 海鮮、瘦肉、穀物、雞蛋、雞肉、大蒜 |
| 鋅 | 促進傷口癒合；改善味覺和嗅覺的敏感性，增進化療期間食欲；促進免疫功能及調節代謝 | 紅肉、蛋黃、牡蠣、海鮮、全穀類、乳製品 |

| 宏量元素 | 對癌症患者的益處 | 最佳來源 |
|---|---|---|
| 鎂 | 活化維生素和酶，促進能量及蛋白質合成；有益於神經和肌肉功能；安定神經、緩和情緒，減少大腸癌發生率；增強免疫功能 | 堅果、綠葉蔬菜、全穀類、豆類 |

| 維生素 | 益處 | 最佳來源 | 每日攝取量 |
|---|---|---|---|
| 維生素A | 調節免疫功能，防止感染、抗菌；抑制腫瘤生長，延緩癌症發生；促進牙齒骨骼生長，修復身體組織，維護皮膚健康；預防及改善夜盲 | 蛋、乳製品、肝臟、深綠色和黃色的水果和蔬菜 | 700μg |
| 維生素$B_1$ | 糖類代謝，增強體力；調節食欲；協助神經系統、心臟和肌肉功能 | 小麥胚芽、豬肉、全穀類、乾果類、海鮮 | 1.1~2.0mg |

續下頁

| 維生素 | 益處 | 最佳來源 | 每日攝取量 |
| --- | --- | --- | --- |
| 維生素$B_2$ | 有益黏膜及皮膚健康；糖類、脂肪和蛋白代謝；參與鐵的運輸及代謝 | 乳製品、綠葉蔬菜、全穀物、牛羊肉和雞蛋 | 1.1~1.5mg |
| 維生素$B_6$ | 增加血紅蛋白合成；增強免疫系統抗癌能力；幫助色氨酸形成；協助血糖穩定及神經系統 | 魚、家禽、瘦肉、全穀類、馬鈴薯 | 2mg |
| 維生素$B_{12}$ | 維持神經系統及血液細胞的形成；防治惡性貧血；糖類、脂肪和蛋白質的代謝 | 牛肉、魚、家禽、蛋、奶、乳製品 | 2.4μg |
| 葉酸 | 防治惡性貧血；抵抗癌症；促進細胞分化和成長；預防新生兒神經管缺損 | 綠葉蔬菜、乾豆類、家禽、強化穀類、柑橘類、堅果 | 0.4mg，孕婦0.8mg |
| 煙酸 | 維護黏膜、皮膚和胃腸道健康；協助血液循環及神經功能；糖類、脂肪和蛋白質代謝；調節食欲 | 肝臟、肉、魚、全穀類、豆類、堅果、豌豆、蘑菇和蘆筍 | 14~16mg |
| 泛酸 | 協助將營養轉化成能量；有益維生素利用率；協助神經功能 | 大多數植物和動物食品，特別是瘦肉、全穀類、豆類、番茄、馬鈴薯 | 5mg |
| 維生素C | 減少自由基對細胞的傷害，促進傷口癒合，提升免疫力；降低食物進入體內合成亞硝胺的機率；有益牙齦及血管健康；促進膠原蛋白合成 | 柑橘類水果、番茄、甜瓜、草莓、綠色和紅色的辣椒、花椰菜 | 100mg |

續下頁

| 維生素 | 益處 | 最佳來源 | 每日攝取量 |
| --- | --- | --- | --- |
| 維生素D | 降低患癌風險；保持體內鈣與磷的平衡；協助骨骼及牙齒形成；防止骨骼變形；協助免疫功能、細胞生長和胎兒發育 | 攝食蛋黃、魚類脂肪、牛奶、乳酪等，再經陽光中的紫外線於體內合成 | 19~50歲：5μg<br>51~70歲：10μg<br>70以上：15μg |
| 維生素E | 減少自由基對細胞的傷害，防止細胞老化；提高免疫反應；阻斷亞硝胺形成，抗癌 | 植物油、小麥胚芽、堅果、深綠色蔬菜、全穀物、豆類、鱷梨、奇異果 | 12mg |

## 癌症飲食食物分類

| | 可經常食用 | 適量食用 | 限制食用 |
| --- | --- | --- | --- |
| 奶類 | 低脂奶、脱脂奶、無糖優格、無糖優酪乳、低脂乳酪 | 全脂奶、調味奶、優酪乳、霜淇淋、奶昔、布丁、乳酪、芝士、養樂多 | 煉乳 |
| 蛋類 | 蒸蛋、水煮蛋 | 炒蛋、荷包蛋、茶葉蛋、滷蛋 | 皮蛋、鹹蛋、鹹鴨蛋黃、炸鵪鶉蛋 |
| 豆類 | 水煮豆類、無糖豆漿 | 甜豆花、甜豆漿、鹹豆漿等；非油炸豆製品（豆乾、傳統豆腐、雞蛋豆腐、豆皮、豆絲） | 油炸豆製品 |

續下頁

| | 可經常食用 | 適量食用 | 限制食用 |
|---|---|---|---|
| 魚類 | 清蒸或涼拌、煮湯<br>新鮮海水魚：比目魚、秋刀魚、沙丁魚、海鱸魚、紅白鯧魚、深海鱈魚、鯊魚肉、鯊魚皮、鮭魚、石斑魚<br>新鮮淡水魚：鯉魚、草魚、鰻魚、鱔魚、肉鯽魚、黃魚、馬口魚<br>其他海產：烏賊、章魚、魷魚、海參、海膽、海藻、紫菜、海帶芽、海帶、海菜 | 紅燒、乾煎、生魚片 | 油炸烤焦魚類；加工成鹹魚、魚鬆、魚罐頭；做成冷凍食品 |
| 蝦蟹貝類 | 清蒸或涼拌、煮湯<br>新鮮蝦類：明蝦、草蝦、白蝦、粗皮龍蝦、澳洲龍蝦、泰國蝦<br>新鮮蟹類<br>新鮮貝類：牡蠣、生蠔、蛤蜊、文蛤、海瓜子、鮑魚、乾貝、鳳螺、雪螺 | 紅燒、快炒 | 加工醃漬、燻製乾品；烤或油炸方式；做成冷凍食品 |
| 肉類 | 清蒸、汆湯或涼拌煮湯<br>新鮮瘦肉類：夾心肉、後腿瘦肉、前腿肉、帶骨里脊肉<br>新鮮禽肉類：雞里脊肉、去皮雞胸肉、去骨去皮腿肉 | 紅燒、快炒、乾煎；多脂肉類如豬頭肉、豬尾巴等 | 油炸、烤焦的肉類；加工成肉鬆、肉罐頭；燻製類：臘肉、五花肉、香腸、培根、火腿、鴨掌、燻雞 |

續下頁

| | 可經常食用 | 適量食用 | 限制食用 |
|---|---|---|---|
| 五穀根莖類 | 燕麥飯、五穀米飯、地瓜飯、糙米飯、高纖米飯、稀飯、雜糧饅頭、全麥吐司、蘇打餅乾、高纖餅乾及水煮根莖類：玉米、南瓜、馬鈴薯、菱角、山藥、蓮藕、栗子等 | 滷肉飯、雞肉飯、炒飯、炒麵、炒米粉、煎蘿蔔糕、鹹甜麵包、八寶粥、油飯、肉包、水煎包 | 燒餅、油條、月餅、炸薯條、甜甜圈、速食麵、爆米花、烤焦的玉米 |
| 蔬菜 | 汆燙或七分熟、少油炒：<br>新鮮葉菜類：白菜、紫甘藍、芥菜、菠菜、空心菜、莧菜、芥蘭菜、地瓜葉、小白菜、茼蒿、萵苣、馬齒莧、龍鬚菜；<br>新鮮花果芽菜及瓜類：花椰菜、黃豆芽、綠豆芽、苜蓿芽、豌豆苗、甜脆豌豆、四季豆、毛豆、茄子、青椒、黃秋葵、番茄、絲瓜、苦瓜、小黃瓜、冬瓜等；<br>新鮮辛香類：洋蔥、蔥頭、蒜頭、芹菜、韭菜、韭黃、韭菜花、芫荽、香椿、蔥；<br>新鮮菇類：杏鮑菇、金針菇、草菇、柳松菇、香菇、木耳 | 多油炒蔬菜、烤蔬菜 | 醃漬蔬菜、醃製蔬菜；高溫油炸、乾煸、奶油焗烤蔬菜 |

續下頁

| | 可經常食用 | 適量食用 | 限制食用 |
|---|---|---|---|
| 水果 | 新鮮水果：檸檬、西瓜、小玉西瓜、香蕉、香瓜、楊桃、聖女果、草莓、水梨、桃子、水蜜桃、哈密瓜、葡萄柚、木瓜、鳳梨、荔枝、椰子、龍眼、芒果、火龍果、柑橘、葡萄、蘋果、奇異果 | 鮮榨新鮮果汁 | 水果罐頭；濃縮果汁；蜜餞 |
| 油脂類 | 油脂類：橄欖油、葵花油、葡萄籽油、苦茶油、大豆油、花生油、香油等；無糖烘烤堅果如核桃、腰果、松子、開心果及水煮花生 | 油脂類：豬油、雞油；蜜餞或鹽炒堅果 | 奶油、炸雞皮、烤鴨皮、油炸過的油 |
| 調味料類 | 岩鹽、海鹽、竹鹽、低鈉鹽、蜂蜜、黑糖、醬油、日式和風醬油 | 市售調味料：醬油膏、黑醋、白醋、水果醋、蠔油、高湯等；調味粉及糖類：味精、雞湯塊、方糖、砂糖、果糖 | 市售調味料：番茄醬、牛排醬、沙拉醬、沙茶醬、烤肉醬、甜辣醬、豆瓣醬、甜麵醬、巧克力醬等 |

## 參考文獻

1.Kondrup J，Johansen N，Plum LM，etal. Incidence of nutritional risk and causes of inadequate nutritional care in hospitals. Clin Nutr，2002，21（6）：461-8

2.Kondrup J，Allison SP，Elia M，etal. ESPEN guidelines for nutrition screening 2002. Clin Nutr，2003，22（4）：415-21

3.劉秀乖，癌症飲食全書，北京：中國農業大學出版社，2009：24

4.Jean LaMantia，Neil Berinstein. The Essential Cancer Treatment Nutrition Guide & Cookbook〔M〕.Canada：Robert RoseInc，2012：22-25，64

5.Fisher S，Bowman A，Mushins T，etal. British Columbia Dietitians' and Nutritionists' Association Manual of Nutritional Care，Vancouver：British Columbia Dietitans' and Nutritionists' Association，1992：151-61

6.Nutrition for the Person with Cancer During Treatment：A Guilde for Patients and Families〔Z〕. American Cancer Society，2012

7.王麗民，抗癌這樣吃〔M〕，臺北：三采文化出版事業有限公司，2011：55

8.Kumar NB，Kazi A，Smith T，etal，Cancer Cachexia：Traditional therapies and novel molecular mechanism-based approaches to treatment，Curr Treat Options Oncol，2010，11（3-4）：107-17

9.Tisdale MJ，Mechanisms of cancer cachexia，Physiol Rev，2009，89（2）：381-410

10.Eldridge B，Hamilton KK，Eds，Management of Nutritonal Impact Symptoms in Cancer and Educational Handouts. Chicago，IL：American Dietetic Association，2004

11.Grant BL，Bloch AS，Hamilton KK，Thomson CA. American Cancer Society Complete Guide to Nutrition for Cancer Survivors，2nd Ed. Atlanta，GA：American Cancer Society，2010

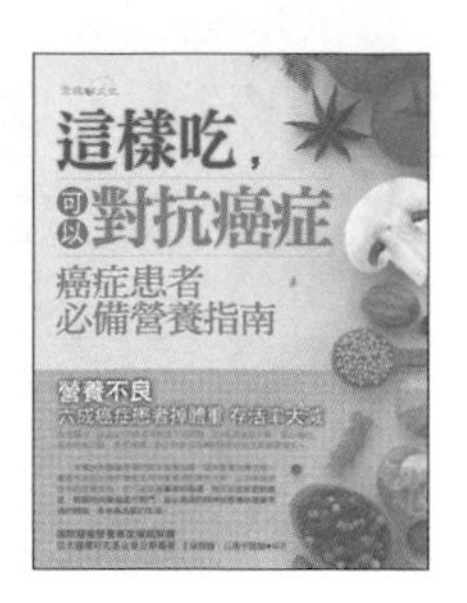


國家圖書館出版品預行編目資料

這樣吃,可以對抗癌症 / 于康, 石漢平主編. -- 初版.
-- 新北市 : 金塊文化, 2015.08　192面；22.5 x 17公分
ISBN 978-986-91583-4-3(平裝)
1.癌症 2.健康飲食 3.食療
417.8 104014225

實用生活 21

這樣吃，可以對抗癌症

金塊文化

作　　者：于康、石漢平
發 行 人：王志強
總 編 輯：余素珠
美術編輯：JOHN平面設計工作室

出 版 社：金塊文化事業有限公司
地　　址：新北市新莊區立信三街35巷2號12樓
電　　話：02-2276-8940
傳　　真：02-2276-3425
E-mail：nuggetsculture@yahoo.com.tw

匯款銀行：上海商業銀行 新莊分行（總行代號 011）
匯款帳號：25102000028053
戶　　名：金塊文化事業有限公司

總 經 銷：商流文化事業有限公司
電　　話：02-55799575
印　　刷：大亞彩色印刷
初版一刷：2015年8月
定　　價：新台幣260元

ISBN：978-986-91583-4-3（平裝）